KB273727

건강 구독 사회

건강 구독 사회

약과 영양제로
몸을 튜닝하는 시대

정재훈 지음

epikhē

추천사

우리는 건강을 〈관리〉한다고 말하지만, 실상은 건강을 〈구독〉하고 있는지도 모른다. 알고리즘이 추천하는 영양제를 장바구니에 담고, 유전자 검사 결과에 따라 식단을 재편하며, 비만 신약의 등장에 일희일비한다. 정재훈 약사는 이 책에서 약과 식품 사이의 회색지대가 어떻게 거대한 산업이 되었는지, 그리고 〈과학적〉이라는 언어가 어떻게 소비의 논리로 전환되는지를 날카롭게 해부한다. 약사라는 직업적 위치에서 약의 효능도, 한계도 균형 있게 볼 수 있는 저자이기에 가능한 서술이다.

역학은 개인의 질병이 아니라 인구 집단의 건강을 다루는 학문이다. 역학자는 이 현상이 개인의 선택인가, 구조의 문제인가를 묻지 않을 수 없다. 저자는 〈문서화된 위험〉

과 〈보이지 않는 위험〉이라는 프레임으로 규제 비대칭이 소비자의 판단을 체계적으로 왜곡하는 구조를 드러내고, 〈자연〉과 〈클린〉이라는 마케팅 언어가 건강 불평등을 심화시키는 기제까지 짚어낸다. 이는 건강이 상품화되는 사회의 구조적 취약성을 진단하는 작업이기도 하다. 반면, 저자의 결론은 놀라울 만큼 소박하다. 골고루, 적당히, 함께 먹으라는 것. 불안과 강박 대신 맛있는 음식과 다정한 대화로 식탁을 채우라는 것. 이 책은 그 평범하지만 급진적인 제안을 과학의 언어로 설득력 있게 뒷받침해 준다.

황승식
서울대학교 보건대학원 교수, 의학박사

프롤로그

그래서,
약사님은 뭘 드세요?

「그래서, 약사님은 뭘 드세요?」

자주 듣는 질문이다. 나도 집에 영양제가 많다. 식탁 위에는 마그네슘, 오메가3, 맥주효모, 코엔자임 Q10, 베르베린이 놓여 있고, 냉장고에는 먹다 남은 프로바이오틱스만 3종이 굴러다닌다. 내가 산 것도 있고, 받은 것도 있다. 전에 약국을 하다가 떠안은 재고도 제법 많다.

논문을 찾아보고 팩트 체크를 하지만, 막상 알약들을 삼킬 때는 묘하게 뿌듯하다. 왠지 내 몸에 좋은 일을 한 것 같고, 컨디션이 더 나아질 것만 같다. 오늘 하루 내 몸을 잘 챙긴 것 같은 기분이다. 어쩌면 우리는 성분 그 자체보다 이런 안도감을 사기 위해 지갑을 여는 것인지도 모른다.

나만 그런 건 아니다. 약국에서도, 강연장에서도, 단

톡방에서도 비슷한 질문이 반복된다. 〈이거 꼭 먹어야 해요?〉, 〈유산균은 몇 억이 좋아요?〉, 〈오메가3는 어떤 게 진짜예요?〉 그리고 질문 끝에는 대개 이런 말이 붙는다. 〈약은 부작용 때문에 좀 무서운데… 영양제는 괜찮겠죠?〉

몸을 대하는 관점이 바뀌고 있다. 과거에는 아픈 곳을 낫게 하는 것이 목표였다면, 이제는 컨디션을 끌어올리는 일이 우선순위가 됐다. 살 빠지는 주사, 키 크는 주사, 내 몸의 실시간 데이터를 보여주는 기기들. 그야말로 〈치료〉가 아닌 〈향상〉의 시대다.

『건강 구독 사회』는 그 변화 사이에서 생긴 질문들로 시작한다. 왜 우리는 약보다 영양제에 더 관대할까. 과학적 근거는 어디까지이고, 어디부터가 마케팅일까. 무엇보다, 나는 왜 근거를 따지면서도 알약을 삼키면 기분이 좋아질까.

이 책은 영양제의 효능을 나열하거나 추천하지 않는다. 대신 우리가 알약을 대하는 방식—믿음과 불안, 기대와 과장—을 따라가보려 한다. 식품과 약의 경계가 흐려진 지금, 우리의 선택이 어떻게 움직이는지 살펴볼 것이다.

마지막으로, 이 책이 건강에 대한 또 다른 강박이 되지 않기를 바라며 한 가지 당부를 남긴다.

〈건강은 삶을 지탱하는 베이스캠프이지, 정복해야 할 산의 정상이 아니다.〉

차례

1 믿음의 과학
왜 우리는 〈약보다 영양제〉를 선호하는가

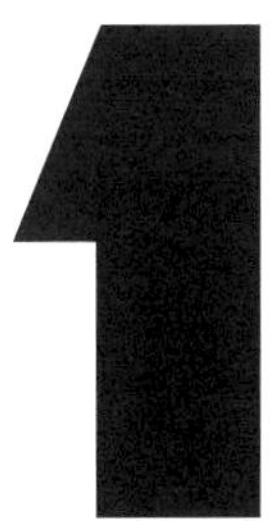

믿음의 과학

왜 우리는 〈약보다 영양제〉를 선호하는가

01
약보다 부드러운 약,
〈건강기능식품〉의 탄생

식품과 약 사이,
회색지대의 비즈니스

잠시 상상을 해보자. 아마존 정글 깊은 곳에서 새로운 식물이 발견되었다. 과학자들이 이 식물에서 추출한 성분 X를 분석해 보니 놀라운 효능이 밝혀졌다.

이 성분은 섭취 후 15분 만에 혈뇌장벽을 통과해 중추신경을 자극한다. 도파민 신호를 강화해 일시적으로 기분을 고양시키고, 피로를 느끼게 하는 아데노신의 작용을 차단해 뇌가 억지로 깨어 있게 만든다. 인지 능력과 반응 속도가 향상된다.

하지만 부작용도 만만치 않다. 과량 섭취 시 심장 박동이 빨라지고 혈압이 오르며, 불안감과 불면증을 유발한다. 장기 복용하다가 갑자기 중단하면 극심한 두통과 무기력증 같은 금단 증상까지 나타난다. 위산 분비를 촉진해 위장 장애를 일으킬 수도 있다.

이런 프로파일을 지닌 물질이 현대 의학 시스템이 갖춰진 21세기에 처음 발견되었다면 식품의약품안전처(이하 〈식약처〉)는 어떻게 분류했을까?

아마도 누구나 편의점에서 사 마실 수 있는 일반 음료로 허가하지는 않았을 것이다. 효능이 강력한 만큼 부작용도 명확하기 때문이다. 〈집중력과 각성 유지에 도움을 줄 수 있음〉이라는 문구를 단 건강기능식품으로, 혹은 주의력결핍장애를 위한 약물 후보로 개발됐을지도 모른다. 적정 용량과 이상반응, 상호작용을 정교하게 검토하느라 임상시험이 진행되고, 허가가 나면 〈성분 X를 함유한 캡슐〉이 약국 매대 가장 잘 보이는 곳에 진열되거나 온라인 쇼핑몰을 오갔을 것이다.

성분 X의 정체는 뭘까? 바로 우리가 물처럼 마시는 커피 속 카페인이다.

우리는 커피를 약이라고 생각하지 않는다. 식품이라고 생각한다. 하지만 약리학자의 눈으로 볼 때 커피는 명백한 약리 활성을 가진 물질이다. 단지 인류가 아주 오랫동안 섭취해 왔고, 그 부작용을 사회적으로 용인해 왔기에 〈기호 식품〉이라는 비교적 안전한 카테고리에 머물러 있을 뿐이다.

이 사고실험이 시사하는 바는 명확하다. 약과 음식의 경계는 과학적 성분 그 자체보다는, 역사와 문화, 그리고 제도가 그어 놓은 인위적인 선에 가깝다.

일반적 정의에 따르면 약은 질병을 진단, 치료, 경감, 처치, 예방하는 목적으로 사용되는 것으로, 엄격한 임상시험을 거쳐 효능과 부작용이 증명된 물질이다. 반면 식품은 생명 유지를 위해 영양을 공급하고 미각을 만족시키는, 대체로 안전한 먹거리다. 하지만 현실은 칼로 무 자르듯 나뉘지 않는다. 우리 식탁 위를 다시 보자.

술(알코올)은 중추신경 억제제다. 전신마취제와 비슷한 원리로 뇌의 기능을 떨어뜨려 긴장을 풀게 만든다. 마늘의 알리신은 혈소판 응집을 억제해 혈액을 묽게 만든다. 녹차의 테아닌은 뇌파를 안정시키고, 자몽 주스는 간과 소장의 대사 효소 작용을 방해해 고혈압 약의 혈중 농도를 위험한 수준으로 높이기도 한다.

우리는 매일 알게 모르게 약리 작용을 하는 화학 물질을 섭취하고 있다. 단지 그것이 자연이라는 포장지에 싸여 있고, 식품이라는 이름표를 달고 있어서 그 힘을 잊고 지낼 뿐이다.

약과 식품의 경계는 원래부터 자연에 새겨져 있던 선이 아니라, 현대의 법과 제도가 그어 놓은 선이다. 실제 세계에는 〈약처럼 강하게 작용하는 물질〉과 〈거의 영향이 없는 물질〉이 연속적으로 존재할 뿐이다. 그 연속선 중 일부를 잘라 〈의약품〉, 다른 일부를 잘라 〈건강기능식품〉, 나머지를 포괄해 〈일반 식품〉이라는 이름을 붙였다. 이런 분류는 인간 사회의 선택이다. 약과 식품 사이에는 넓고 모호한 회색지대가 존재한다. 그리고 현대 자본주의는 바로 이 회색지대를 기가 막히게 파고들었다.

건강기능식품은 약과 식품 사이의 회색지대를 제도화한 결과물이라고 볼 수 있다. 전통적으로는 차, 술, 허브, 향신료, 보양식 등으로 흩어져 있던, 효과가 미약한 것부터 분명한 것까지 다양한 약리 효과를 내는 것들을 현대 사회가 표준화하고 정량화하고 캡슐화한 형태가 건강기능식품과 영양제다. 원래 식탁과 약 상자 사이에 흐릿하게 존재하던 것들이, 이제는 〈기능성〉이라는 타이틀을 달고 마트와 약국, 온라인몰의 진열대에 가지런히 정렬된 셈이다.

그래서 나는 건강기능식품이나 영양제를 단순히 〈가짜 약〉이라고 부르고 싶지 않다. 그 안에는 실제로 일정한 효과가 있는 것도 있고, 통계적으로는 작지만 개인에 따라 의미 있는 변화를 주는 것도 있다. 다만 그 효과의 크기와 방향을 냉정하게 보는 것, 그리고 우리가 그 제품에 덧씌우는 상상과 욕망을 구분하는 것이 더 중요하다. 약과 식품의 경계가 애초에 완벽히 나뉘어 있지 않다는 사실을 인정하는 순간, 건강기능식품이라는 현상도 조금 다른 얼굴로 보이기 시작한다.

모호함의 합법화: 건강기능식품이라는 발명품

인간의 욕망은 이중적이다. 아픈 건 싫지만, 병원 약

은 무섭다. 건강해지고 싶지만, 밥만 잘 먹어서는 부족한 것 같다. 약처럼 효과가 있었으면 좋겠지만, 식품처럼 안전했으면 좋겠다.

이 모순적인 욕망을 채워 주기 위해 탄생한 제도가 바로 건강기능식품이다. 사람들은 이 회색지대를 약보다는 효능이 덜하지만, 식품보다는 조금 더 특별한, 효과는 어느 정도 있으면서도 안전한 이상적인 공간이라고 믿는다. 약은 독하다는 인식이 있는 반면, 영양제는 순하다고 생각하기 때문이다.

건강기능식품은 법적으로 정의된 행정 용어다. 인체에 유용한 기능성을 가진 원료나 성분을 사용하여 제조한 식품을 말한다. 말하자면, 식품과 의약품 사이의 완충 지대다.

이 제도는 매우 영리한 타협의 산물이다. 기업 입장에서는 신약 개발에 드는 천문학적인 비용과 10년이 넘는 임상시험 기간을 피할 수 있는 우회로가 된다. 〈질병을 치료한다〉는 말만 하지 않으면, 〈개선에 도움을 줄 수 있음〉 정도의 모호한 표현으로 약과 유사한 이미지를 팔 수 있다.

소비자 입장에서는 의사의 처방전 없이도 내 건강을 능동적으로 관리한다는 효능감을 얻을 수 있다. 약은 〈부작용이 있을 수 있는 독한 것〉이지만, 건강기능식품은 〈몸에 좋은 영양〉이라는 인식이 지배적이기 때문이다.

하지만 이 믿음에는 치명적인 맹점이 있다. 바로 규

제의 비대칭성이다. 약이 시장에 나오는 과정을 보자. 제약 회사는 수만 개의 후보 물질 중 효과는 확실하되 부작용은 통제 가능한 극소수를 찾기 위해 막대한 비용을 쏟아붓는다. 효과가 아무리 좋아도 부작용이 크면 탈락이고, 안전하더라도 효과가 미미하면 탈락이다. 약은 위험 대비 이익이 확실히 크다는 것을 까다로운 임상 데이터로 증명해 낸 물질로 한정된다.

반면 건강기능식품은 이 검증의 문턱이 훨씬 낮다. 의약품처럼 질병 치료 효능을 엄격히 입증할 필요 없이, 인체에 유용한 기능성만 인정받으면 된다. 〈도움을 줄 수 있음〉이라는 모호한 표현은 이렇게 느슨한 규제가 만들어낸 타협점이다.

이 지점에서 건강기능식품의 구조적 착시가 발생한다. 소비자는 〈효과가 없으면 적어도 부작용도 없겠지Low Risk, Low Return〉라고 생각한다. 하지만 규제가 느슨하다는 것은 안전성 검증 또한 의약품만큼 엄격하고 촘촘하게 이루어지지 않는다는 뜻이다. 어떤 건강기능식품은 〈효과는 거의 없는데, 간이나 신장에 부담을 줄 위험만 있는High Risk, No Return〉 도박이 될 수도 있다.

약과 건강기능식품의 비대칭을 가장 극명하게 보여주는 사례가 있다. 바로 국민 영양제로 불리는 오메가3다. 오메가3는 약국에서 처방받는 전문의약품(예: 오마코 연질 캡슐)으로도 나오고, 마트에서 사는 건강기능식품으로도 나온다. 성분의 본질은 같다. 생선 기름에서 추출한 EPA와 DHA다. 그런데 두 제품의 설명서를 비교해 보면 전혀 다른 두 가지 제품처럼 보인다.

전문의약품인 오마코의 설명서에는 깨알 같은 글씨로 온갖 경고가 적혀 있다. 임상시험 기간 중 관찰된 이상반응이라며 복부 팽창, 구토, 변비 같은 소화기 증상은 물론이고, 심근경색, 심장정지, 급사 같은 무시무시한 단어까지 등장한다. 약 사용설명서에는 인과관계가 명확하지 않아도 약물관련 이상반응으로 보고된 현상(우울증, 자살, 안면마비 등)을 빠짐없이 기록하도록 요구하기 때문이다.

이 상세한 설명서를 정독한 환자는 겁에 질려 묻는다.

「약사님, 이거 먹으면 저 죽는 거 아닌가요?」

걱정에 빠질 만하다.

반면, 같은 성분을 담은 건강기능식품의 포장지는 평화롭기 그지없다. 〈혈행 개선에 도움을 줄 수 있음〉, 〈건조한 눈을 개선하여 눈 건강에 도움을 줄 수 있음〉 같은 긍정적 문구가 전면을 채운다. 주의사항이라고는 〈특이 체질인 경우 과민반응이 나타날 수 있습니다〉 정도의 원론적인 이야기뿐이다.

둘 사이의 극적인 차이는 왜 생기는 걸까? 건강기능식품 오메가3가 전문의약품보다 훨씬 순하고 안전하게 만들어졌기 때문일까? 그렇지 않다. 이유는 단 하나, 규제와 감시의 강도가 다르기 때문이다.

　　의약품의 경우, 수천, 수만 명을 대상으로 진행하는 임상시험 단계에서 피험자에게 일어나는 모든 신체 변화를 현미경 보듯 추적하고 기록한다. 약을 먹고 길을 가다 넘어져도, 심장이 두근거려도, 우울해져도 케이스로 기록이 남는다. 제조사는 법적 책임을 피하기 위해, 그리고 환자의 알 권리를 보장하기 위해 발생 가능한 최악의 시나리오까지 모두 고지해야 할 의무가 있다. 게다가 설명서에 나열된 부작용에는 어떤 부작용이 더 흔하게 일어나는지 빈도에 대한 정보가 눈에 잘 띄지 않는다. 약 사용설명서를 읽다 보면 모종의 두려움에 사로잡히는 게 당연하다.

　　건강기능식품 쪽에는 이런 수준의 의무가 없다. 인체 적용시험이 있더라도 규모와 기간이 훨씬 작고, 사람이 아닌 동물실험 결과를 근거로 삼는 경우도 드물지 않다. 시판 후 이상사례 보고도 의약품만큼 체계적으로 수집·분석되지는 않는다. 건강기능식품 포장에 경고 문구가 거의 없는 것은, 위험이 전혀 없어서가 아니라, 위험을 찾아내고 기록하도록 설계된 제도적 장치가 부족하기 때문에 생기는 현상에 가깝다. 법적 의무가 없으니 굳이 소비자의 불안을 자극할 정보를 빼곡히 나열해야 할 이유도 없다.

　　소비자는 약 사용설명서의 길다란 경고문을 보며 위험하다고 느끼고, 영양제의 단순한 설명문을 보며 안전하다고 느낀다. 하지만 이것은 정보의 비대칭이 만든 착시다. 오메가3가 혈소판 응집을 억제해 지혈 과정을 일부 지연시킬 수 있고, 고용량 섭취 시 심방세동(부정맥의 일종) 발생 위험을 높인다는 사실은 약으로 먹든 영양제로 먹든 똑같이 적용되는 약리학적 진실이다. 단지 영양제 포장지만 그 사실을 모르는 척 침묵하고 있을 뿐이다.

문서화된 위험, 보이지 않는 위험

오메가3의 사례를 통해 분명한 사실을 확인할 수 있다. 의약품과 건강기능식품의 차이는 위험의 가시성에 있다. 약은 〈문서화된 위험〉을 가진 물질이고, 건강기능식품은 〈보이지 않는 위험〉을 가진 물질이다.

전문의약품의 설명서가 온갖 무시무시한 단어로 가득한 것은, 약이 특별히 더 위험해서라기보다는 그만큼 철저히 감시받고 있다는 증거다. 실제로 약 때문에 생겼다고 확신할 수 있는 부작용만 설명서 상에 남겨도 될 것 같지만, 규제 당국과 제조사는 훨씬 보수적으로 움직인다. 인과관계가 명확하지 않아도, 약과 관련되었을 가능성을 완전히 배제하기 어려운 사건은 가능한 한 기록하고 공유하는 쪽을 택한다.

그 결과, 약 사용설명서는 언제나 부작용이 조금 과장되어 보이는 쪽, 다시 말해 과잉 고지 쪽으로 기울어 있다. 특정 약을 먹어서 실제로 급사할 가능성이 매우 낮은 경우에도 만약 그럴 수도 있다는 신호가 한 번이라도 포착되면 설명서에서 사라지기 어렵다. 환자와 의료진이 가져야 할 정보의 비대칭성을 줄이려다가 대신 공포의 언어를 잔뜩 만들어낸 셈이다.

건강기능식품 쪽도 아무 제도적 장치가 없는 것은 아니다. 한국은 세계적으로도 건강기능식품 관리가 꽤 까다로운 편에 속한다. 식품안전정보원*에서는 이상사례 신고센터를 운영하며 사례를 수집하고, 최근 법 개정을 통해 중대한 이상사례는 7일 이내에 보고하도록 영업자의 의무를 강화하기도 했다.

한국은 적어도 건강기능식품은 부작용이 없을 것이라는 막연한 전제를 깔고 눈을 감고 있는 나라는 아니다. (방송에서는 미국 FDA를 들먹이며 제품을 광고하는 경우가 많다. 하지만 미국은 한국에 비해 건강기능식품 규제가 훨씬 느슨하고, 이상사례 수집체계도 상대적으로 허술한 편이다.)

하지만 여기에는 결정적인 차이가 있다. 약의 위험은 시장 출시 전pre-market에 수천 명을 대상으로 한 통제된 임상시험을 통해 선제적으로 확보된 데이터와 시장 출시 후 post-market 이상사례를 둘 다 모은 것이다. 반면, 건강기능

---

* 식품의약품안전처는 2020년 식품안전정보원을 건강기능식품 이상사례 정보 수집과 인과관계 조사·분석을 담당하는 전문기관으로 지정하고, 건강기능식품이상사례신고센터(1577-2488)를 운영하고 있다. 건강기능식품 섭취 후 발생한 것으로 의심되는 사례를 수집해 의료기록, 생활습관, 섭취 행태 등을 조사하고, 전문가 자문과 국내·외 문헌 검토를 거쳐 인과관계를 평가하는 체계를 갖춘 것이다. 영업자는 소비자의 이상사례를 알게 되면, 사망이나 생명·건강에 중대한 영향을 주는 경우 7일 이내, 그 외 이상사례는 15일 이내에 보고해야 하는 의무도 있다.

식품의 경우, 제품이 시장 출시 후에 문제가 생겨야 비로소 수집되는 데이터만으로 한정된다.

실제로 2024년 12월부터 2025년 10월까지 약 1년 동안 접수된 이상사례 신고만 3,000건이 넘는다. 이 가운데 상당수는 소화불량(44.9%)이나 가려움(20.2%) 같은 증상으로, 일상생활에 큰 지장을 주지는 않지만 분명히 불편을 일으키는 부작용들이다. 병원이나 약국 치료까지 받은 사례도 적지 않다. 신고되지 않고 넘어가는 수많은 경미한 부작용이나, 장기 복용으로 인해 서서히 나타나는 간과 신장의 부담은 통계에 잡히지 않은 채 〈보이지 않는 위험〉으로 남는다.

설령 산발적인 부작용 보고가 모인다 해도, 이를 소비자용 표시사항에 장황하게 반영해야 할 법적 의무가 거의 없다. 그런 이유로 섭취 시 주의사항에서도 차이가 크다. 약은 〈신장애 환자 투여 금지〉처럼 명확한 금기 사항이 적히지만, 건강기능식품은 〈신장질환이 있는 경우 전문가와 상담할 것〉 정도로 모호하게 적힌 경우가 많다. 위험이 없어서 그런 것은 아니다. 특정 환자군을 대상으로 한 임상 데이터가 부족하기 때문에 방어적으로 적어놓은 문구에 가깝다.

이런 구조적 차이가 약은 더 위험하게, 영양제는 더 안전하게 보이도록 만든다. 의약품은 위험을 끝까지 추적해서 문서화하기 때문에 실제보다 더 위험해 보이고(과대평가), 건강기능식품은 위험이 수면 위로 드러나기 전까진 알 수 없기 때문에 실제보다 더 안전해 보이는(과소평가) 착시를 일으키는 것이다.

그렇기 때문에 〈부작용 목록이 길다 → 위험하다〉, 〈경고 문구가 없다 → 안전하다〉는 직관은 종종 현실과 어긋나게 된다. 실제 안전성은 성분과 용량, 노출 기간, 기저 질환, 함께 먹는 다른 약과의 상호작용에 따라 달라진다. 고용량 비타민 A가 항응고제와 만나면 출혈 위험을 높이고, 세인트 존스 워트St. John's Wort가 항우울제 효과를 방해하는 것처럼 말이다.

우리는 단지 설명서의 두께가 주는 공포와 포장지의 여백이 주는 안도감 사이에서, 보이는 것만으로 안전을 판단해 버리는 오류를 범하고 있는 셈이다.

약보다 부드러운 약, 혹은 감시받지 않는 욕망

영양제에 대한 착시 현상은 단지 한국에서만 일어나는 현상이 아니다. 2024년 스위스에서 나온 한 연구는 이런 〈보이지 않는 위험〉이 단순한 이론이 아니라 현실에서 이미 벌어지고 있는 문제임을 보여준다. 연구진이 다약제(5개 이상) 복용 중인 65세 이상 환자들을 조사했더니, 70%가 최소한 가지 이상의 영양제나 보충제를 복용하고 있었다. 한 사람이 평균 세 종류의 보충제를 함께 먹고 있었다. 겉으로 보기엔 처방약과 다를 바 없는 알약과 캡슐이지만, 환자는 이것들을 〈약〉이 아니라고 여겼다.

더 놀라운 점은 의료진과의 소통 단절이었다. 주치의

들은 환자가 먹는 보충제의 절반 이상(53%)을 모르고 있었고, 환자 10명 중 6명(60%)은 자신이 먹는 보충제 중 적어도 하나 이상을 의사에게 알리지 않았다. 67%가 〈보충제를 먹기 전에 의사나 약사와 상의하는 것이 좋다〉고 설문에 답하면서도, 실제 진료실에서는 입을 다문 것이다. 〈식품이니까 안전하겠지〉 또는 〈굳이 의사에게 허락받을 일은 아니니까〉라고 생각했기 때문이다.

환자는 의사와 다른 생각을 한다. 의사와 환자가 〈줄이거나 끊어도 되는 약〉을 논의할 때, 의사는 불필요한 보충제를 1순위(60%)로 꼽았지만, 영양제를 먹고 있는 환자가 동의한 비율은 11%에 불과했다. 게다가 의사와 환자가 〈줄이자〉고 지목한 보충제는 단 하나도 일치하지 않았다. 의사는 〈효과는 불분명하고 상호작용 위험이 있는 물질〉을 줄이려 했지만, 환자는 그것을 〈나를 지켜주는 소중한 루틴〉으로 여겨 끝까지 사수한 것이다.

이런 믿음은 노인들만의 이야기가 아니다. 이탈리아에서 고등학생과 대학생 770명을 대상으로 한 조사 결과는 영양제 소비의 본질이 결핍이 아닌 욕망에 있음을 적나라하게 보여준다. 학생들이 꼽은 보충제 섭취 이유 1위는 〈스포츠 퍼포먼스 향상(41.7%)〉이었고, 2위는 〈전반적인 웰빙 향상(28.6%)〉이었다. 집중력·인지 기능 향상을 위해 먹는다는 답도 적지 않았다. 정작 〈식사로 채우지 못한 영양소를 보충한다〉는, 보충제의 원래 정의에 가장 가까운 이유를 고른 비율은 3%가 채 되지 않았다. 즉, 사람들은 마이너스를 채워서 제로로 만들기 위해서가 아니라, 제로를 플러스로 만들기 위해 영양제를 먹는다. 조금 더 잘 달리고, 더 잘 집중하고, 더 활기찬 슈퍼 노멀super normal이 되고 싶은 욕망이 투영된 것이다.

아이러니하게도, 연구에서는 지식과 믿음이 반비례하는 양상이 나타났다. 의학·보건 계열이 아닌 학생들일수록, 〈보충제를 꾸준히 먹으면 만성질환이나 암을 예방할 수 있다〉는 주장에 더 강하게 동의했다. 그러나 지금까지의 임상 연구들을 종합하면, 특정 결핍이 확인된 경우를 제외하고 일반 인구에서 비타민·미네랄 보충제가 전체 사망률이나 심혈관질환, 암 발생을 뚜렷이 줄인다는 근거는 매우 제한적이다. 그럼에도 젊은 소비자들은 보충제를 일종의 질병보험처럼 여기고, 먹으면 뭔가 덜 아플 것 같다는 막연한 안심을 얻기 위해 지갑을 연다.

신념으로 움직이는 소비: 〈도움이 될 것 같아서〉 먹는 알약들

네덜란드에서 진행된 한 포커스그룹 연구는 이 현상의 기저에 깔린 세계관의 차이를 보여준다. 영양제를 먹는 사람들과 전혀 먹지 않는 사람들을 따로 모아 심층 인터뷰를 한 결과, 드러난 사실은 의외로 단순했다. 영양제 사용자들은 영양제를 몸이 원래 필요로 하는 것이지만 음식만으로는 충분히 얻지 못하는 무언가로 여긴다. 또한 〈내 몸은 혼자서는 버티기 어렵고, 조금은 도와줘야 하는 불완전한 존재〉라는 전제를 깔고 출발한다. 반대로, 영양제를 전혀 먹지 않는 사람들은 균형 잡힌 식사면 충분하다고 믿으며 몸을 스스로 조절 가능한 존재로 여긴다. 같은 정보를 보고도 몸에 대한 기본 세계관이 다른 것이다.

재미있는 건, 두 집단 모두 위험 인식은 비슷했다는 점이다. 영양제 사용자든 비사용자든, 대부분 〈멀티비타민 정도는 해롭지는 않다〉, 〈과하게 먹거나, 몸이 원래 안 좋을 때나 문제가 생길 수 있다〉고 생각했다. 심지어 〈진짜 위험하면 정부에서 팔게 두겠냐〉는 말도 양쪽에서 비슷하게 나왔다. 약은 〈문서화된 위험〉 때문에 무섭고, 영양제는 〈국가가 허용했으니 괜찮겠지〉라는 막연한 신뢰 덕분에 순하게 느껴진다는 게 연구에서도 드러난 셈이다.

또 하나 눈에 띄는 차이는 누구를 믿느냐의 문제다. 영양제 사용자들은 의사나 영양사의 영양 지식을 상당히 비판적으로 본다. 〈구식 피라미드만 얘기한다〉, 〈음식이 얼마나 달라졌는지 모른다〉는 불신이 깔려 있다. 그러다 보니 대체의학 의사나 자연주의 의사의 말을 더 신뢰하는 경향이 강했다. 반면, 영양제를 먹지 않는 사람들은 의사를 비교적 신뢰하고, 결핍이 있으면 피검사부터 해보면 된다는 식으로 의료 시스템 안에서 해결책을 찾으려 한다.

음식에 대한 인식도 극명하게 갈렸다. 영양제 사용자들은 〈요즘 음식엔 예전만큼 영양이 없다〉, 〈토양이 고갈돼서 채소에 미네랄이 부족하다〉, 〈가공 과정에서 영양이 다 빠져나간다〉고 느끼며, 그래서 영양제가 필요하다고 생각한다. 반면 비사용자들은 〈질이 조금 나빠졌을 수는 있지만, 그래도 보통 사람에게 필요한 영양을 채우기에는 충분하다〉, 〈오히려 100년 전보다 채소·과일 선택지가 훨씬 많아졌다〉고 말한다. 똑같은 식품 환경을 두고도, 한쪽은 음식 불신이 영양제 의존으로, 다른 쪽은 음식 신뢰가 영양제 불필요로 이어지는 셈이다.

무엇보다 인상적인 사실은 많은 사용자들이 효과를 뚜렷하게 느끼지 못하면서도 계속 먹는다는 점이다. 〈예방 목적으로 먹는 거라, 효과를 느낄 수 없는 게 당연하다〉, 〈플라시보 효과라도 괜찮다, 어쨌든 내가 더 잘 버티는 느낌이면 되는 것〉이라는 말들이 이어진다. 그러니 과학자들이 특정 영양제가 실제로는 효과가 크지 않다는 연구 결과를 발표해도 〈그래도 나는 먹겠다〉는 생각이 쉽게 흔들리지 않는다. 이럴 때 작동하는 건 실제 효과에 대한 확신이라기보다, 〈이 정도는 그래도 나에게 도움이 될 것〉이라는 정서적 확신이다.

부드러운 약이라는 감성의 매력

여러 연구를 종합해 보면, 현대인이 영양제를 소비하는 독특한 감정 지도가 그려진다. 약을 떠올려 보면 생각나는 것은 병원 대기실, 흰 가운, 소독약 냄새, 보험 청구서뿐이다. 약은 이미 아픈 사람을 위한 물질이며 약을 먹는다는 건 내 몸이 고장 났다는 사실을 인정하는 행위다. 그래서 우리는 약을 본능적으로 거부하고, 의사가 그만 먹으라고 할 때를 기다린다.

반면 영양제는 어떤가. 햇살이 비치는 주방, 헬스장 락커룸, 사무실 책상. 등장인물은 환자가 아니라 자기 관리에 철저한 사람이다. 영양제는 더 나은 사람이 되고픈 욕망의 소산이다. 그래서 우리는 누가 시키지 않아도 스스로 검색해서 사 먹고, 안 먹으면 왠지 손해 보는 기분을 느낀다.

이런 감정의 지도 위에서 건강기능식품은 〈부드러운 약〉으로 재탄생한다. 약처럼 생겼지만 약처럼 무섭지는 않은 것. 질병과 싸우는 대신, 〈미리미리 관리하는 나〉라는 정체성을 보여주는 것. 효과가 불분명하고, 의사가 모르는 위험이 도사리고 있어도, 우리가 영양제 통을 쉽게 놓지 못하는 진짜 이유다.

지금까지 우리는 약과 식품 사이의 모호한 경계, 제도의 허점, 그리고 그 틈새를 파고든 우리의 욕망을 살펴보았다. 약은 위험을 끝까지 추적하고 문서화하기 때문에 무섭게 보이고, 건강기능식품은 위험을 충분히 추적하지 않기 때문에 순하게 보인다. 사람들은 이 착시를 진실로 믿으며, 약은 최소한으로 줄이고 영양제는 최대한으로 늘리는 역설적인 선택을 한다.

이 모든 과정에는 과학적 데이터뿐 아니라, 불안과

두려움, 안심과 자기 이미지가 복잡하게 얽혀 있다. 나는 이 얽힘을 〈믿음의 과학〉이라고 부르고 싶다. 과학이 사라진 자리에 미신이 들어온 것이 아니다. 과학의 언어 위에 우리의 간절한 믿음이 겹겹이 덧씌워진 상태, 그것이 바로 〈영양제의 세계〉다.

그렇다면 이 믿음은 누가 만들고, 누가 키우는가? 다음 장에서는 의사와 약사, 그리고 인플루언서가 각자의 위치에서 이 믿음을 어떻게 증폭시키고 있는지 들여다볼 것이다.

02
SNS가 만든 〈건강 판타지〉

**인스타그램과 유튜브는
어떻게 우리의 결핍을 자극하는가**

알고리즘이 먼저 권하는 건강

예전에는 건강 정보가 필요하면 도서관에 가거나, 병원 대기실에서 팸플릿을 뒤적거리거나, 적어도 포털 사이트 검색창에 〈두통 원인〉 같은 키워드를 입력하는 수고가 필요했다. 정보는 능동적으로 손을 뻗어야만 얻을 수 있는 것이었다. 지금은 다르다. 그럴 필요가 없다. 그저 침대에 누워 인스타그램을 열고, 유튜브를 틀고, 무심코 쇼츠와 릴스를 몇 개 넘기기만 하면 된다.

어젯밤 〈퇴근 후 부기 빼는 법〉 영상을 3초 이상 보고 지나갔거나, 〈만성 피로 날리는 영양제 조합〉 게시글에서 더보기 버튼을 눌렀다면, 다음 날 아침 내 피드는 이미 재편되어 있다. 알고리즘은 우리가 어제 무슨 약을 먹었는지, 지난 달 건강검진 결과가 어땠는지는 모른다. 대신 무엇을 오래 쳐다보았는지, 어떤 자극적인 제목에서 스크롤을 멈췄는지는 주치의보다 더 정확하게 기억한다.

그 결과, 우리의 스마트폰 화면은 어느 순간부터 이런 식의 맞춤형 공포와 해결책으로 채워지기 시작한다.
〈당신이 아침마다 피곤한 진짜 이유(간 때문이 아닙니다)〉
〈약사들은 절대 안 먹는 영양제 3가지〉
〈이거 끊고 나서 피부 트러블 싹 사라졌어요(충격 비포·애프터)〉
건강 정보를 찾아 나서기도 전에, 건강 콘텐츠가 먼저 우리에게 찾아온다. 그것도 아주 매혹적이면서 동시에 조금은 위협적인 얼굴로. 그리고 그 콘텐츠의 한가운데에는 거의 빠지지 않고 영양제와 건강기능식품이 구원투수처럼 등장한다.

알고리즘이 좋아하는 건강 콘텐츠의 문법

플랫폼마다 약간의 차이는 있지만, 알고리즘의 간택을 받는 건강 콘텐츠에는 일정한 흥행 문법이 있다.

첫째, 1초 만에 꽂히는 공포의 훅이다. 유튜브나 틱톡의 숏폼 영상은 첫 1~2초 안에 승부가 난다. 그래서 장황한 서론은 생략하고 곧장 이렇게 시작한다.
〈이 영양제 당장 갖다 버리세요〉
〈이 신호 무시하면 10년 뒤에 후회합니다〉
〈의사들이 가족에게만 몰래 먹이는 것〉

정확한 정보인지는 중요하지 않다. 중요한 건 엄지손가락을 멈추게 하는 짧고 강력한 문구다. 인스타그램이 비교를 통해 욕망을 자극한다면, 유튜브와 틱톡의 알고리즘은 공포를 먹고 자란다. 플랫폼의 알고리즘은 평온하고 이성적인 정보보다, 자극적이고 감정적인 정보에 더 높은 점수를 준다. 규칙적인 식사가 중요하다는 식의 뻔한 조언은 조회수가 나오지 않는다. 대신 〈이 증상 있으면 암 초기입니다〉, 〈당신 몸에 독소가 쌓이고 있다는 신호〉, 〈지금 당장 이걸 끊으세요〉 같은 섬뜩한 썸네일이 선택 받는다.

〈드물지만 부작용이 나타나며, 기저질환이 있는 경우 주의해야 합니다〉 같은 신중한 문장도 이 생태계에서 설 자리가 없다. 이곳에서 신중함은 지루함이고, 지루함은 곧 알고리즘의 사형 선고다.

둘째, 포맷의 표준화, 말하자면 〈워너비wannabe〉의 전시다. 과거의 건강은 지극히 개인적인 감각의 영역이었다. 아침에 일어났을 때 개운한지, 계단을 오를 때 숨이 차지 않는지, 소화가 잘 되는지 같은 내 몸의 느낌이 기준이었다. 하지만 스마트폰이 신체의 일부가 된 지금, 건강의 정의는 완전히 달라졌다.

이제 건강은 시각적 스펙이다. 인스타그램 해시태그 #오운완(오늘 운동 완료)을 검색해 보라. 그곳에 있는 것은 건강한 상태가 아니라 전시된 몸이다. 선명한 복근, 완벽한 레깅스 핏, 땀에 젖은 채 거울을 응시하는 모습. 소셜 미디어는 건강을 타인에게 보여주고 승인받아야 하는 일종의 수행으로 바꿔 놓았다.

#모닝루틴, #건강한아침, #셀프케어. 인스타그램과 틱톡에는 이런 영상이 수백만 개 넘게 올라와 있다. 누구나 카메라와 개성만 있으면 자신만의 건강 메시지를 내보낼 수 있게 되었다. 틱톡만 해도 #health 태그가 붙은 영상이 1,000만 개가 넘고, #selfcare 같은 관련 해시태그까지 합치면 수는 기하급수적으로 늘어난다. 이들은 아침 레몬 워터부터 저녁의 〈슬리피 걸 목테일sleepy girl mocktail〉까지, 일상의 세세한 부분을 하나하나 기록한다. 너무 사적인 공간도, 너무 평범한 일상도 없다. 모든 것이 의례이자 루틴이 된다.

하루의 시작을 보여주는 브이로그는 약속이나 한 듯 비슷하게 연출된다. 밝은 자연광이 들어오는 미니멀한 화이트톤 주방, 원목 식탁 위에 놓인 예쁜 유리컵, 얇게 썬 레몬 조각, 감각적인 타이포그래피가 박힌 보틀과 알약들, 헬스장 락커룸에 무심하게 놓인 단백질 보충제. 카메라는 물이 컵에 채워지는 소리를 ASMR처럼 담아내고, 그 위로 감성적인 자막이 뜬다.

〈내 몸을 깨우는 미라클 모닝 루틴〉

〈오늘도 나를 지켜주는 영양제 타임〉

여기서 중요한 건 영양제의 성분 함량이나 흡수율이 아니다. 아침부터 내 몸을 정성스럽게 돌보는, 여유롭고 힙한 사람이라는 이미지다. 시청자는 영양제를 보는 게 아니라, 그 영양제가 놓인 풍경과 그 안에 담긴 삶의 태도를 소비한다.

셋째, 클릭을 부르는 마법의 단어들이다. 디톡스, 리셋, 장 청소, 항산화, 림프 순환, 호르몬 밸런스, 코르티솔 관리… 과학적으로는 정의가 모호하거나, 실제로는 그렇게 간단히 조절될 수 없는 복잡한 개념들이다. 하지만 이 단어들은 듣기만 해도 몸속 찌꺼기가 씻겨 내려가고, 엉킨 실타래가 풀릴 것 같은 직관적인 쾌감을 준다. 정확한 생리학적 기전을 설명하는 대신, 내 몸 어딘가에 쌓여 있을지 모르는 독소에 대한 막연한 불안을 자극한다. 그리고 그 불안은 곧바로 〈그래서 나는 이걸 먹었다〉는 한 줄짜리 후기와 구매 링크로 이어진다.

이런 배경에서 탄생한 것이 바로 〈1분 닥터〉들이다. (주의: 진짜 의사가 아닌 경우도 많다.) 그들은 복잡한 인체의 생리를 단 60초 만에 진단하고 처방한다. 피곤한가? 부신 피로다. 살이 안 빠지는가? 인슐린 저항성 때문이다. 집중이 안 되는가? 뇌에 염증이 생겨서다. 그리고 영상의 끝에는 어김없이 쉽고 단순한 기적의 해결책이 등장한다. 바로 특정 영양제다.

〈이 영양제만 먹으면 혈관이 뚫립니다〉

〈기생충 제거 키트로 만성 질환을 해결하세요〉

이런 주장들은 의학적 근거가 희박하거나, 사실을 교묘하게 왜곡한 경우가 많다. 영국의 의사 이드리스 무갈Idrees

Mughal 박사는 소셜 미디어에 만연한 〈사이언스 워싱 science-washing〉을 경고한다. 사이언스 워싱이란 전문 용어를 섞어 쓰거나, 관련 없는 논문을 짜깁기해 가짜 정보를 마치 대단한 과학적 발견인 양 포장하는 수법을 말한다.

문제는 이 단순화된 논리가 대중에게 너무나 매력적이라는 점이다. 병원에 가면 의사는 〈검사를 해봐야 안다〉, 〈원인이 복합적이다〉라며 답답한 소리를 한다. 하지만 1분 닥터는 〈원인은 이것 하나, 해결책도 이것 하나〉라고 시원하게 말해준다. 불확실한 세상에서 이보다 더 강력한 위안은 없다. 비록 그것이 거짓 위안일지라도.

이미지로 포장된 효능

건강기능식품의 공식 광고 문구에는 늘 괄호 치고 깨알 같은 글씨가 따라붙는다. 법적 제재를 피하기 위한 방어막이다. 〈본 제품은 질병의 예방 및 치료를 위한 의약품이 아닙니다.〉 〈사람에 따라 효과가 다를 수 있습니다.〉

하지만 인스타그램과 유튜브의 개인 채널은 법망의 회색지대에서 훨씬 과감하게 질주한다. 〈이거 먹고 2주 만에 뱃살 5kg 빠졌어요.〉 〈오후 3시만 되면 기절했는데, 이거 먹고 야근까지 거뜬해요.〉 〈병원 약으로도 안 잡히던 염증이 이 조합으로 잡혔어요.〉

엄밀히 말하면 이것은 효능 입증이 아니라 개인 체험담이다. 과학의 세계에서 체험담은 가장 낮은 단계의 근거다. 하지만 소셜 미디어라는 무대 위에서 몇 가지 장치가 더 해지면, 이 경험담은 논문보다 강력한 준(準)과학의 권위를 얻는다.

그중에서도 가장 강력한 무기는 비포·애프터 사진이다. 흐리고 구부정한 자세, 칙칙한 조명 아래 찍힌 과거의 나. 그와 대비되는 밝은 조명 아래, 복부에 힘을 주고 자신감 있게 웃고 있는 지금의 나. 두 사진 사이의 인과관계가 정말 그 영양제 때문인지는 묻지도 따지지도 않는다. 인간은 시각에 지배되는 동물이다. 실제 변화가 어느 정도였는지보다 두 장의 사진이 주는 시각적 대비가 뇌에 내리꽂는 충격이 훨씬 크다.

여기에 〈딱 이것만 바꿨다〉는 내레이션이 쐐기를 박는다. 〈운동은 숨쉬기밖에 안 했고요.〉 〈식단은 평소대로 먹었는데, 이 효소 하나 추가했다고 라인이 달라졌어요.〉 이렇게 말하는 순간, 수면, 스트레스, 호르몬 주기, 전반적인 생활 습관 같은 수많은 변수는 배경으로 사라진다. 우리의 뇌는 복잡한 인과관계보다는 〈A를 했더니 B가 되었다〉는 단순하고 명쾌한 인과성을 선호한다.

마지막으로 친밀감이 방어기제를 무장해제시킨다. 메타분석 결과 유의미한 차이가 없었다는 차가운 과학자의 팩트는 기억에 남지 않는다. 하지만 매일 내 피드에 등장해 내적 친밀감을 쌓은 인플루언서가 〈언니 믿고 한 번만 먹어 봐, 내가 효과 봤다니까?〉라고 말할 때, 그 호소력은 수천 명

대상의 임상시험 데이터를 압도한다. 플랫폼 속에서 효과는 통계적으로 확인된 수치가 아니라 내가 좋아하는 사람의 눈빛과 말투로 전달된 이야기가 된다.

여러 개를 겹쳐 먹는 루틴이라는 새로운 표준

예전에는 종합비타민 하나, 혹은 비타민 C 한 알을 생각날 때 챙겨 먹는 것이 일반적이었다. 하지만 지금은 루틴이라는 단어 하나가 섭취 트렌드를 통째로 바꿔 놓았다.

- 아침 공복: 유산균 + 미지근한 물 → 장 깨우기
- 아침 식후: 비타민 B군 + 비타민 C + 코엔자임 Q10 → 에너지 부스팅
- 점심 식후: 오메가3 + 비타민 D → 지용성 흡수
- 운동 전: 아르기닌 + 카르니틴 → 부스터
- 취침 전: 마그네슘 + 테아닌 + 콜라겐 → 숙면과 재생

유튜브 속 건강한 하루 영상에는 한 컷 안에 5~6개의 영양제 병이 동시에 등장하고, 약통에 소분하는 〈탁탁탁〉 소리가 경쾌한 리듬을 만든다. 트레이 위에 가지런히, 색색깔로 놓인 영양제들은 이제 건강을 위한 도구를 넘어 일종의 건강 인테리어이자 전시용 오브제가 되었다.

중요한 건 〈내 몸이 정말 그 모든 성분을 필요로 하는가〉가 아니다. 더 많은 조합, 더 복잡한 루틴을 수행할수록 〈나는 내 건강을 아주 체계적이고 전문적으로 관리하고 있다〉는 심리적 효능감이 치고 올라간다는 점이다.

플랫폼은 끊임없이 이 기준선을 높인다.

〈이 정도는 30대 기본 루틴이에요〉

〈이건 최소한으로 챙겨야 하는 현대인 필수템 5종〉

여기서 필수의 기준은 의학적 필요가 아니라, 〈내가 팔로우하는 인플루언서들 대부분이 이 정도는 깔아놓고 먹더라〉는 인상 비평에서 만들어진다. 방송매체도 여기에 힘을 싣는다. 모든 영양제에 세세한 시간대 구분이 필요한 것은 아님에도 불구하고 TV 프로그램에서는 아침·점심·저녁 때 먹어야 하는 영양제가 정해져 있는 것처럼 보여줄 때가 많다. (방송 작가들이 제일 선호하는 포맷이기도 하다. 보기에도, 구성하기에도 용이하기 때문이다.)

결과적으로 사람들은 병원에서 의사의 진단을 받고 약을 추가하기보다는, 인스타그램 피드를 보며 영양제를 하나둘 장바구니에 담는 쪽으로 움직인다. 언제부턴가 내 몸을 위해 〈비우는 것〉보다 〈더하고 쌓는 것〉이 더 자연스럽고 쉬운 선택이 되어버린 것이다. 그런 더하기의 결과는 통계 수치로 드러난다. 미국 식품의약국(FDA)에 따르면 미국의 식이보충제(영양제) 산업은 지난 30년 동안 폭발적으로 성장하여 1994년 약 4,000종이던 시판 제품 수가 오늘날에는 95,000종 이상으로 늘었다.

문제는 이렇게 수많은 영양제를 먹다 보면 그중 어떤 게 나에게 정말 도움이 되는지 알기 어렵다는 점이다. 몸 상태가 좋아져도 무엇 덕분인지 알 수 없고 속이 더부룩해져도 뭘 먹고 그런 건지 알 수 없다. 그럼에도 불구하고 빼는 건 불안하니 한번 만들어진 루틴을 바꾸기 쉽지 않다. 줄이려는 순간 마치 나 자신을 덜 챙기는 사람이 되는 듯한 기분이 들기 때문이다.

이 복잡한 루틴과 〈더하기 문화〉는 인플루언서만의 문제가 아니다. 의사·약사도 계정을 만들고 플랫폼에 들어오는 순간부터, 그들을 둘러싸는 보이지 않는 규범에 따르게 된다. 다음은 전문가들마저 이 룰에서 자유롭지 못한 이유에 대한 이야기다.

전문가도 피하기 어려운 플랫폼의 룰

그래도 의사나 약사가 운영하는 채널은 다르지 않을까? 기대를 안고 들어가 보지만, 현실은 생각보다 복잡하다. 전문가들조차 이 거대한 플랫폼에 발을 들이는 순간, 알고리즘이 정한 냉혹한 룰을 어느 정도 따를 수밖에 없기 때문이다.

이곳에서는 언어의 전쟁이 벌어진다. 확률의 언어와 확신의 언어의 싸움이다. 전문가의 언어는 태생적으로 확률이다. 과학을 알면 알수록, 인체의 복잡함을 알면 알수록 단정적인 말을 하기 어렵다. 그래서 전문가는 이렇게 말한다.
〈그럴 가능성이 있습니다.〉
〈사람마다 효과가 다를 수 있습니다.〉
〈아직 연구 결과가 충분하지 않습니다. 후속 연구가 필요합

니다.〉

하지만 이런 신중함과 정직함은 60초짜리 숏폼 영상에서 금세 지루한 소음으로 처리된다. 조회수는 처참하고, 댓글에는 〈그래서 먹으라는 거야 말라는 거야?〉라는 짜증 섞인 반응이 달린다.

반대로 알고리즘이 선택하는 언어는 확신이다.
〈이거 하나면 종결입니다.〉
〈무조건 드세요. 효과 없으면 제가 책임집니다.〉
단정적이고 시원한 말투가 주는 사이다 같은 쾌감을 이기기는 어렵다. 불안한 대중은 가능성을 논하는 전문가보다 거짓말이라도 정답을 찍어주는 리더를 원하기 때문이다.

그러니 전문가 유튜버들은 딜레마에 빠진다. 제목과 썸네일을 세게 잡지 않으면 아무도 듣지 않는 독백이 되고, 그렇다고 자극적으로 표현하면 사실보다 메시지가 한 단계 더 극단으로 포장되어 쇼닥터 소리를 듣는다. 게다가 숏폼 영상은 구조상 전제, 예외, 주의사항, 한계점까지 담기에는 분량이 턱없이 모자라다. 결국 플랫폼은 전문성을 가진 사람들에게조차 〈맥락은 생략하고, 한 줄 결론만 말하라〉고 압박한다.

이 전쟁은 처음부터 기울어진 운동장이다. 100만 팔로워를 가진 의사 이드리스 무갈 박사는 〈진짜 근거 기반의 크리에이터 한 명당, 잘못된 정보를 퍼뜨리는 대형 크리에이터가 50~60명은 된다〉고 토로한다. 거짓을 만드는 데는

10분이 걸리지만, 그것을 반박하고 검증하는 데는 10시간이 걸리기 때문이다.

결과적으로 사람들이 가장 열광적으로 소비하는 정보는 근거를 가장 정교하게 설명하는 사람의 것이 아니라, 해답을 가장 간단하게(비록 틀렸더라도) 정리해주는 사람의 것이 된다. 우리의 뇌는 정보의 정밀함보다 결정의 편리함을 선호한다. 플랫폼은 인간의 이런 게으른 본능을 아주 영리하게 파고든다.

슈퍼푸드와 파우더로 채워지는 식탁

건강 콘텐츠를 오래 보다 보면, 현실의 식탁과 화면 속 식탁의 풍경이 미묘하게 다르다는 걸 깨닫게 된다. 화면 속 식탁에는 김치찌개나 나물 반찬 대신 낯선 이름들이 한 구석을 차지한다.

아사이베리, 스피룰리나, 클로렐라, 위트그래스 파우더. 콜라겐이 섞인 커피, MCT 오일과 버터가 들어간 방탄 커피. 전해질 파우더를 탄 물, 프로틴 파우더로 만든 팬케이크.

물론 이런 식품들이 다 나쁘다는 뜻은 아니다. 문제는 이 모든 것이 거의 항상 공포 마케팅과 세트로 묶여 다닌다는 점이다.

〈요즘 마트 채소는 영양가가 없어요. 토양이 망가져서 미네랄이 고갈됐거든요.〉

〈일반 밀가루와 설탕은 독소 그 자체예요. 몸이 항상 염증 상태인 이유가 있다니까요.〉

이 말들에는 1%의 사실과 99%의 과장이 섞여 있다. 하지만 60초짜리 영상에서 팩트 체크는 중요하지 않다. 평범한 밥상과 제철 채소는 이미 오염되고 결핍된 것처럼 묘사되고, 공장에서 가공된 슈퍼푸드 파우더와 영양제는 이 오염된 시대를 살아남기 위한 필수 방어막처럼 격상된다.

그 결과, 역설적 장면이 펼쳐진다. 사람들은 가공식품을 피한다는 명목 하에, 가장 고도로 가공되고 농축된 형태의 식품인 파우더와 캡슐을 섭취한다. 미국 보스턴에 사는 17세 인플루언서 에이바 노Ava Noe가 초가공식품을 비판하면서도, 동시에 가공된 초유 보충제와 우지 제품을 홍보하는 것처럼 말이다.

장바구니는 점점 더 값비싼 슈퍼푸드로 가득 차는데, 정작 식탁 위 진짜 음식의 자리는 좁아지고, 근거의 밀도는 점점 더 희미해지는 아니러니한 현실. 소셜 미디어 알고리즘이 만든 식탁의 모습이다.

〈건강해 보이는 나〉를 사는 소비

이쯤에서 질문을 바꿔 보자. 우리가 SNS에서 보고, 저장하고, 결제하고, 다시 인증샷을 올리는 이 수많은 영양제들. 정말로 성분표의 함량과 논문의 근거를 보고 선택하고 있을까? 아니면 〈나는 어떤 사람이 되고 싶은가〉를 기준으로 고르고 있을까?

플랫폼이 파는 것은 단순한 상품 정보가 아니다. 이상적인 자아의 이미지다.

〈야근을 밥 먹듯 해도 다음 날 아침 5시에 일어나 조깅하는 갓생러〉

〈시험 기간에도 피부와 멘탈 관리를 포기하지 않는 자기 관리 끝판왕〉

〈아이를 키우면서도 내 몸 챙기는 것을 소홀히 하지 않는 스마트한 엄마〉

영양제는 늘 이런 서사의 핵심 소품으로 등장한다. 책상 위의 예쁜 비타민 보틀 하나, 가방 속의 콜라겐 파우치 하나가 〈나는 이런 사람이다〉라는 무언의 선언이 된다.

그래서 어느 순간부터 영양제를 끊는 일은, 단순히 제품 소비를 중단하는 선택이 아니라 내가 공들여 쌓아온 자기 이미지의 일부를 허무는 일처럼 느껴진다. 〈원래 이런 거 꼼꼼히 챙겨 먹는 사람이었는데… 이제 그냥 대충 사는 사람 같잖아.〉 〈이 루틴을 줄이면, 내 삶의 통제력도 같이 무너지는 것 같아.〉 건강 판타지는 이렇게 작동한다. 처음에는 몸을 위해 시작하지만, 나중에는 정체성을 지키기 위해 더 많은 것을 더하고 쌓게 만든다.

추산에 따르면 인스타그램에만 약 5만 명의 피트니스 인플루언서가 활동하고 있으며, 그들 대부분이 건강한 라이프스타일의 비결을 알고 있다고 주장한다. 하지만 2023

넌 발표된 호주 연구에 따르면, 인기 있는 피트니스 인플루언서fitfluencer 100명의 게시물 중 3분의 2는 건전한 조언이 아니거나, 오히려 정신 및 신체 건강에 해를 끼칠 수 있는 메시지를 담고 있었다. 예를 들어 운동을 기능 향상이 아니라 오로지 마른 몸과 특정 체형을 만들기 위한 도구로 홍보하는 식이다.

미디어가 신체 이미지에 미치는 영향을 연구하는 노스웨스턴 대학교 심리학과 교수 르네 엥겔른Renee Engeln은 소셜 미디어 건강 콘텐츠의 상당수가 〈(건강을 가장한) 깡마름에 대한 자극thin-spiration in disguise〉에 불과하다고 말했다. 여러 연구에 따르면 특정 체형을 장려하는 이미지에 반복해서 노출되는 것은 신체 만족도, 기분, 그리고 스스로 인식하는 성적 매력의 저하와 상관관계가 있으며 섭식 장애와도 관련된다.

엥겔른 박사는 뉴욕타임스와의 이메일 인터뷰에서 건강을 증진하는 계정과 잠재적으로 해로운 계정을 구별하는 것은 연구자들조차 쉽지 않다고 지적했다. 인플루언서가 한편으로는 스쿼트를 안전하게 하는 방법에 대한 유용한 튜토리얼을 올리면서, 동시에 효과가 없거나 심지어 위험할 수 있는 체중 감량 보조제를 홍보하는 콘텐츠를 함께 올리는 경우가 흔하기 때문이다.

우리는 건강해지기 위해 영양제를 산다고 믿지만, 사실은 인스타그램 속 그들처럼 보이고 싶은 욕망, 혹은 그렇게 되지 못할까 봐 느끼는 불안을 해소하기 위해 결제 버튼을 누르고 있는지도 모른다.

자연이라는 마지막 방어막

지금까지 우리는 인스타그램과 유튜브의 알고리즘이 어떻게 건강 콘텐츠의 문법을 만들고, 영양제를 라이프스타일의 중심에 놓으며, 우리가 지식이 아닌 이미지와 서사를 소비하게 만드는지 살펴보았다.

이 거대한 판타지의 정점에는, 사람들이 마지막 보루처럼 믿고 의지하는 하나의 강력한 단어가 있다. 영상 속 영양제와 슈퍼푸드들이 앞다퉈 달고 나오는 그 수식어다.

천연, 오가닉, 클린, 논톡식non-toxic, 식물성, 무첨가, 자연 유래… 이런 단어들은 하나의 강력한 등식에 기대고 있다. 〈자연스러운 것=안전하고 좋은 것〉, 〈인공적인 것=위험하고 나쁜 것〉.

병원 약보다 영양제를, 현대 의학보다 자연 치유를 선택하게 만드는 데 이 믿음보다 강력한 무기는 없다. 다음 장에서는 이 〈자연=안전〉 신화가 언제부터, 어떤 배경에서 만들어졌는지, 그리고 그 틈을 타 누가 어떻게 우리의 지갑을 열고 있는지 살펴보려 한다.

우리가 철석같이 믿고 있는 자연이 정말로 우리를 지켜주는 방어막인지, 아니면 또 다른 판타지의 가면인지를 함께 들여다보자.

03

〈자연〉은 언제부터
〈무조건적 안전〉이 되었나

천연에 흔들리는 마음

솔직히 고백하겠다. 나도 마트에 가면 흔들린다. 과학 지식은 마트 진열대 앞에서 별 도움이 되지 않는다.

성분표를 꼼꼼히 따질수록 도리어 〈천연〉, 〈자연 유래〉, 〈무첨가〉 같은 말이 더 눈에 들어온다. 자연은 좋은 것이라는 생각이 마음 깊은 곳에서 울려퍼지는 것만 같다. 그 반대편에는 화학물질에 대한 두려움이 있다. 많은 소비자들이 인공적으로 만들어진 합성 화학물질에 대한 공포를 가지고 있다. 이런 화학물질 공포를 케모포비아chemophobia라고 부르는데, 이로 인해 때로는 극단적인 반응도 나타난다. 예를 들면 이런 식이다.

〈땅콩버터 샌드위치만 먹고 산다〉는 4살 아이의 어

머니는, 땅콩에 암을 일으킬 수 있는 자연 독소 아플라톡신이 오염돼 있을지 모른다는 기사를 읽고 아이에게 땅콩버터를 더 이상 주지 않게 됐다.

〈나는 과격한 사람은 아니다〉라고 말하는 한 여성은, 많은 제철 외 과일·채소가 잠재적으로 발암성이 있을 수 있는 농약으로 부패를 막는다는 말을 들은 뒤, 제철이 아닌 과일과 채소를 먹지 않게 됐다.

많은 사람이 물고기가 산업용 화학물질과 유독 금속에 자주 오염되어 있다는 보도를 접한 뒤 〈생선 먹기를 두려워한다〉고 말한다.

모두 공감할 만한 이야기다. 자신과 자녀의 건강을 위해 가능하면 위험한 것들을 멀리하고 싶은 게 당연하다. 그런데 잠깐. 고백을 하나 더 하자. 위에 언급한 모든 이야기는 1989년 뉴욕타임스에 실린 기사에서 가져온 것이다. 무려 37년 전 기사인데 왜 지금 뉴스처럼 현실감 있게 느껴지는가. 지난 수십 년 동안 〈자연은 선, 화학은 악〉이라는 서사는 훨씬 더 커졌기 때문이다.

이런 흐름이 지속되는 이유는 뭘까? 우리는 위험에 대해서는 민감하게 반응하지만 안전에 대해서는 둔감하다. 그 결과 어떤 물질이 안전하다는 사실은 새로 발견된 위험에 비해 거의 관심을 받지 못하고 지나간다. 「화학물질에 관해서라면, 나쁜 뉴스가 아니면 뉴스로 다뤄지지조차 않는다.」

저명한 독성학자 크리스토퍼 F. 윌킨슨Christopher F. Wilkinson 박사의 말이다.

우리는 왜 자연을 선호하고 화학을 두려워할까. 이런 성향은 영양제 소비와 어떻게 연결될까.

자연 선호는 본능이다

미국 게티스버그 대학Gettysburg College의 브라이언 마이어Brian Meier 교수 연구팀은 흥미로운 실험을 했다. 참가자들에게 효능과 부작용이 동일한 두 가지 약을 보여준다. 하나는 〈천연natural〉, 다른 하나는 〈합성synthetic〉이라고 표시되어 있다. 화학 구조는 완전히 동일하다. 차이는 오로지 라벨뿐이다. 둘 중 어떤 약을 선택할 것인가.

결과는 분명했다. 참가자의 70.5%가 천연 약을 선택했다. 더 놀라운 것은 그 다음이다. 연구자들이 〈이 합성 약이 천연 약보다 더 효과적이고 안전하다〉는 정보를 추가로 제공해도, 상당수가 여전히 천연 약을 고집했다. 연구팀은 이런 경향을 〈자연 선호 편향natural-is-better bias〉이라고 부른다.

자연 선호 편향은 거의 어디서나 나타난다. 음식, 약, 백신, 화장품, 심지어 조명까지. 문화권도 초월한다. 중국, 북미, 유럽에서 진행된 연구 결과들을 보면 비슷한 양상이 반복된다. 심지어 5~10세 어린이들을 대상으로 한 실험에서도 이미 천연 음료와 음식을 선호하는 경향이 나타난다. 자연에 대한 선호는 나이가 들면서 학습된 지식이 아니라 본능에 가까운 것처럼 보인다.

마이어 교수는 이런 편향이 나타나는 이유를 크게 두 가지로 본다. 첫째, 〈자연이 더 낫다〉는 디폴트와 같은 믿음이다. 마치 컴퓨터의 기본 설정처럼 우리 뇌에 깔려 있는 전제라는 것이다. 둘째, 자연 제품이 합성 제품보다 더 안전하다는 인식이다. 앞서 소개한 뉴욕타임스 기사에 등장한 윌킨슨 박사도 비슷한 지적을 했다. 〈사람들은《천연》을《좋은 것》과 동일시하는 경향이 있다.〉

이런 믿음은 비합리적인가? 꼭 그렇지만은 않다. 20세기 산업화 과정에서 우리는 수많은 합성 화학물질에 노출되었고, 그중 일부는 실제로 건강과 환경에 해를 끼쳤다. 1960~1970년대 환경운동이 일어난 배경에는 DDT 같은 합성 살충제로 인한 피해가 있었다. 레이첼 카슨의 『침묵의 봄』(에코리브르, 2024)은 합성 화학물질이 생태계를 파괴하는 모습을 생생히 고발했다. 화학물질에 대한 경계, 첨가물을 불안하게 바라보는 시선에는 나름의 역사적 이유가 있는 셈이다.

문제는 그런 정당한 우려가 시간이 지나면서 〈모든 자연은 안전하고, 모든 합성은 위험하다〉는 극단적 이분법으로 단순화되었다는 점이다. 그리고 20세기 후반부터 오늘에 이르기까지, 이런 식의 단순화는 훨씬 더 정교하고 강력한 형태로 진화했다.

자연이란 무엇인가

여기서 근본적인 질문을 던져보자. 자연이란 정확히 무엇인가?

레몬즙은 자연이다. 그렇다면 레몬즙에서 추출한 구연산은? 구연산을 정제한 가루는? 그 가루를 물에 녹인 음료는? 어디까지가 자연이고 어디서부터 인공일까?

토마토를 그대로 먹는 것은 자연스럽다. 그렇다면 수백 년에 걸쳐 품종 개량한 토마토는? 유전자 가위 기술로 단맛을 강화한 토마토는? 실험실에서 토마토 세포를 배양해 만든 토마토는?

실제로 미국 식품의약국은 〈자연natural〉이라는 용어에 대해 명확한 법적 정의를 내리지 않는다. 한국의 경우, 〈천연〉에 대한 기준은 있지만 이와 유사한 느낌을 주는 단어들에 대해서는 명확한 경계가 없다.

경계가 흐릿한 것은 우연이 아니다. 정의가 명확해지는 순간, 많은 제품이 〈자연〉 또는 〈천연〉이라는 마법의 단어를 더 이상 쓸 수 없게 될 테니까. 마이어 교수 연구팀은 이렇게 지적한다. 〈자연이라는 용어에 대한 규제가 존재하지 않는다는 사실을 고려할 때, 이 편향을 줄이는 방법을 연구하는 것이 매우 중요하다.〉

애매함은 마케팅의 무기다. 〈천연 추출물〉이라고 쓰인 비타민 C와 〈아스코르브산ascorbic acid〉이라고 적힌 비타민 C는 분자 구조가 완전히 동일하다. 우리 몸은 둘을 구분하지 못한다. 하지만 가격표는 구분한다. 전자가 후자보다 평균 두세 배 비싸다.

자연과 인공의 경계는 과학이 아니라, 단어를 고르는 사람의 의도에 따라 흔들린다. 〈자연 추출〉이라고 적혀 있어도 최종 제품은 여러 번의 정제와 농축, 가공 과정을 거친다. 〈합성〉이라고 적혀 있어도 원료의 출발점은 식물성 기름이나 당류인 경우가 많다. 결국 〈천연〉이라는 말이 보여주는 건 안전성이나 효능이 아니라, 마케팅 전략에 더 가깝다.

한국 식약처의 기준은 상당히 엄격한 편이다. 합성 향료나 보존료가 들어 있거나 화학적 공정을 거치면 〈천연〉이라는 단어를 쓸 수 없다. 알약을 단단하게 뭉치는 부형제조차 화학적 합성품이면 안 된다*.

이 까다로운 기준 때문에 시중의 영양제 대부분은 〈천연 비타민〉이라는 말을 당당하게 쓰지 못한다. 가루를 뭉쳐 알약으로 만들려면 부형제가 필요하고, 유효 성분을 고농도로 담으려면 추출과 정제 과정을 피할 수 없기 때문이

* 다음의 어느 하나에 해당하는 식품 등이 〈천연〉, 〈자연(natural, nature와 이에 준하는 다른 외국어를 포함)〉이라는 표시·광고. 다만, 「식품등의 표시기준」에 따른 천연향료에 대한 〈천연〉 표현과 자연상태의 농산물·임산물·수산물·축산물에 대한 〈자연〉 표현, 벌꿀류(사양벌꿀, 사양벌집꿀은 제외)에 대한 〈천연〉 표현, 영업수의 명칭 또는 「상표법」에 따라 등록된 상표명(제품명으로 사용하는 경우 제외)에 포함된 〈자연〉, 〈천연〉 표현은 제외한다. https://www.law.go.kr/LSW//admRulLsInfoP.do?admRulId=69549&efYd=0 1) 합성향료물질·착색료·보존료 또는 어떠한 인공이나 수확 후 첨가되는 화학적합성품이 포함된식품등 2) 비식용부분의 제거 또는 최소한의 물리적 공정(별표 2의 물리적 공정을 말한다) 이외의 공정을 거친 식품등 3) 자연상태의 농산물·임산물·수산물·축산물, 먹는물, 유전자변형식품등, 나노식품등)

다. 대신 그들은 교묘한 우회로를 택한다. 〈천연〉이라는 단어 대신 〈자연 유래〉, 〈건조 효모〉, 〈~추출물〉 같은 단어를 전면에 내세우는 것이다. 법적으로 〈천연〉은 아니지만, 소비자에게 〈천연 같은 느낌〉을 주기 위한 눈물겨운 언어의 연금술이다.

자연 선호 편향이 작동하는 세계에서는 이들 단어 하나하나가 가격을 올리고, 불안을 달래고, 제품의 격을 정한다. 같은 물질이라도 자연이라는 꼬리표가 붙는 순간, 우리는 조금 더 많은 돈을 기꺼이 지불하고, 조금 더 안전하다고 믿고, 조금 더 마음을 놓는다. 그러나 자연이라는 이름이 붙었다고 해서, 그 물질이 언제나 더 순하고, 더 안전하고, 더 나은 선택이 되는 것은 아니다.

자연은 실제로 안전한가

자연에서 온 것들을 몇 가지 나열해 보자.

• 비소arsenic. 자연에 널리 존재하는 중금속이다. 적은 양만 섭취해도 치명적일 수 있다.

• 수은mercury. 화산 활동 등으로 자연 배출되는 물질이며, 신경계를 파괴한다.

• 독버섯death cap mushroom. 100% 천연이며, 한 개로 성인을 죽일 수 있다.

• 복어 독소tetrodotoxin. 완전히 자연스러운 물질이며, 아직 해독제가 없다.

• 보툴리눔 독소botulinum toxin. 흙 속의 박테리아가 만들어내는, 자연계에서 가장 강력한 독소다. 단 1그램으로 100만 명을 죽일 수 있다. (여기서 흥미로운 아이러니가 있다. 우리가 주름을 펴기 위해 맞는 보톡스는 바로 이 보툴리눔 독소를 극미량으로 희석한 것이다. 가장 치명적인 천연 독을 인간의 욕망을 위해 약으로 쓰는 셈이다. 독과 약을 가르는 건 출처(자연/합성)가 아니라 용량과 사용 방식이라는 사실을 보여주는 확실한 사례다.)

앞서 소개한 1989년 뉴욕타임스 기사에서 윌킨슨 박사는 이렇게 말했다.

「자연은 상냥하지 않다Nature is not benign. 알려진 가장 위험한 화학물질 중 일부는 자연에서 발견된다.」

반대로 실험실에서 온 것들을 나열해 보자.

• 페니실린penicillin. 푸른곰팡이에서 발견한 물질이지만, 인류가 정제하고 약으로 개발한 최초의 항생제로 수억 명의 목숨을 구했다.

• 인슐린insulin. 처음에는 돼지 췌장에서 추출했지만 지금은 유전자 재조합 기술로 대량 생산한다. 당뇨병 환자에게는 생명줄이다.

• 백신vaccines. 천연두를 지구상에서 퇴치했고, 소아마비를 거의 근절시켰다. 현대의 백신은 모두 실험실과 공장에서 만들어진 것들이다. 인공적이지만 생명을 구한다.

자연산이 사람을 쓰러뜨리기도 하고 인공물이 수억

명을 살리기도 한다. 자연은 선도 악도 아니다. 자연은 그저 자연일 뿐이다. 분자의 안전성과 효능은 그것이 어디서 왔느냐가 아니라, 그 분자 자체의 특성과 용량, 사용하는 맥락에 달려 있다. 실험실에서 합성한 비타민 C와 오렌지에서 추출한 비타민 C는 화학 구조가 완전히 동일하다. 우리 몸은 그 둘을 구분하지 못한다. 그저 똑같은 아스코르브산으로 받아들일 뿐이다.

그런데도 우리는 여전히 〈천연 비타민 C〉에 더 많은 돈을 지불한다. 왜? 자연산이 더 안전하고 더 효과적일 것 같다는 막연한 생각 때문이다. 하지만 느낌은 느낌일 뿐, 과학이 아니다.

무첨가의 역설

〈자연〉 마케팅의 또 다른 핵심 전략은 〈무첨가(無添加, additive-free)〉다. 무첨가 식품, 무첨가 화장품, 무첨가 비누. 듣기만 해도 순수하고 깨끗한 느낌이다. 하지만 여기에도 함정이 있다.

보존제를 첨가하지 않으면 어떻게 될까? 미생물이 번식한다. 곰팡이가 자란다. 식품이 상한다. 화장품에서 세균이 증식한다. 보존제는 나쁜 것을 넣기 위해서가 아니라, 더 나쁜 것(부패)을 막기 위해 넣는다.

요오드를 첨가하지 않은 소금은 어떨까? 20세기 초, 미국과 유럽에서는 갑상선 질환이 흔했다. 요오드 결핍 때문이었다. 소금에 요오드를 첨가하기 시작한 후 갑상선종goiter이 극적으로 감소했다. 하지만 요즘 미국의 십대 인플루언서들에게 그런 사실은 중요치 않다. 그들은 수만 명의 팔로워들에게 〈요오드 첨가 소금은 독toxic〉이라고 말한다.

불소를 첨가하지 않은 치약은? 충치가 증가한다. 미국 질병통제예방센터(CDC)는 수돗물 불소화를 20세기 10대 공중보건 성과 중 하나로 꼽는다. 하지만 일부 십대 인플루언서들은 이 역시 개의치 않는다. 그들은 〈불소는 독〉이라고 단언하며 불소 무첨가 치약 회사로부터 유료 파트너십을 받고 있다.

여기서 끝이 아니다. 한 발 더 나아가 시리얼이 자폐증을 유발한다는 검증되지 않은 주장을 담은 영상을 올린 아니카 주드Annika Zude 같은 십대 인플루언서도 있다. 그는 자신을 〈큰 음모론자〉라고 소개하며, 의료 산업과 식품 산업이 미국인을 아프게 만들려 한다고 믿는다. 〈그래서 병원에서 젤로Jell-O를 주는 거예요〉라고 그는 말한다.

문제는 이들 십대가 특별히 무지해서가 아니다. 그들은 우리 사회 전체를 관통하는 강력한 믿음을 대변하고 있을 뿐이다. 〈무첨가는 순수하다. 첨가는 오염이다.〉

호주의 영양사 대니엘 샤인Danielle Shine은 뉴욕 타임스 인터뷰에서 주드의 영상을 본 10대 환자를 치료한 경험에 대해 이야기했다. 그 환자는 주드가 〈정말 뭘 아는 것 같았다〉고 말했다. 문제는 그 환자가 섭식 장애를 앓고 있었고, 주드의 콘텐츠가 〈음식에 대한 스트레스, 불안, 수치심〉을 가중시켰다는 점이다. 샤인은 이렇게 말한다. 「영양학은 복잡한 과학을 평가할 능력이 필요한 계속 진화하는 분야입니다. 온라인 검색이나 자격 없는 개인의 피상적인 콘텐츠로 쉽게 이해할 수 있는 게 아닙니다.」

클린이라는 교묘한 언어

클린 이팅. 클린 라벨. 클린 뷰티.

〈클린clean〉이라는 단어가 식품과 화장품 업계를 휩쓸고 있다. 그런데 막상 무엇이 클린한 것인지 명확한 기준은 없다. 그저 〈화학물질처럼 들리는 성분이 없는 것〉 정도의 느낌일 뿐이다.

하지만 단어의 힘은 막강하다. 클린, 즉 깨끗함은 곧 도덕적 우위를 의미한다. 깨끗한 것의 반대는 더러운 것이다. 그렇다면 일반 제품을 쓰는 사람은 더러운 것을 선택하는 사람인가? 클린 이팅을 하지 않는 사람은 더러운 식사를 하는 사람인가?

언어는 중립적이지 않다. 〈클린〉이라는 단어는 제품을 판매하는 것을 넘어, 자동적으로 사람들을 두 집단으로 나눈다. 클린을 선택하는 사람과 그렇지 않은 사람. 건강을 챙기는 사람과 그렇지 않은 사람. 책임감 있는 소비자와 무지한 소비자.

노스웨스턴 대학교 심리학과 르네 엥겔른Renee

Engeln 교수는 이렇게 지적한다. 〈특정 음식을 《깨끗하다》고 부르는 순간, 다른 음식은 자동으로 《더럽다》가 된다. 이것은 식습관을 넘어 자아 정체성의 문제가 된다.〉

문화 인지 이론으로 유명한 예일 법대의 댄 카한Dan Kahan 교수는 이를 두고 정체성의 정치학이라고 말한다. 자연 vs. 합성, 깨끗함 vs. 더러움은 더 이상 과학의 영역이 아니라 정체성의 영역이 되었다. 그리고 정체성이 걸려 있을 때, 사람들은 증거가 아니라 〈어느 편에 서 있는가〉 하는 소속감을 기준으로 믿음을 선택한다.

슈퍼푸드라는 신화

아사이베리, 케일, 타트체리, 위트그래스 파우더, 치아씨드. 유행은 몇 년마다 바뀌지만, 패턴은 같다.

이 식품들은 어떻게 슈퍼푸드가 되었을까? 대부분의 슈퍼푸드 이야기는 이렇게 시작한다.

〈아마존의 원주민들이 수백 년 동안 먹어온…〉

〈히말라야 산맥의 장수 마을에서 전해 내려오는…〉

〈조상들이 먹던 원시 식단…〉

이런 식의 서사에는 하나의 공통점이 있다. 현대 문명 이전, 산업화 이전, 가공식품 이전의 순수한 시절로, 자연으로 돌아가자는 메시지다. 하지만 여기에는 중요한 사실이 빠져 있다. 그 순수한 시절, 인류의 평균 수명은 지금의 절반 수준, 대략 40세 안팎이었다. 세계적으로 봐도 1900년에 태어난 사람의 평균 기대수명은 32세에 불과했다. 반면에 2021년 세계에서 가장 오래 사는 지역으로 꼽힌 홍콩의 기대수명은 88세에 달한다. 자연과는 거리가 먼 도시인의 수명이 이렇게 길다.

아마존 원주민들이 아사이베리를 먹었다고? 맞다. 하지만 그들은 동시에 기생충, 말라리아, 영양실조로 고통받았다. 히말라야 장수 마을 이야기는 대부분 과장되거나 검증되지 않은 일화다. 조상들의 식단이 건강했다고? 그들은 식량 부족으로 굶주렸고, 비타민 결핍으로 질병에 시달렸으며, 감염으로 젊은 나이에 사망했다.

팔레오 다이어트Paleo diet나 원시 식단primal diet을 주장하는 사람들은 구석기 시대 인류가 건강했다고 말한다. 하지만 치아와 뼈를 분석한 고고학 연구에 따르면 구석기 시대 인류는 치아 부식, 골다공증, 관절염, 기생충 감염에 시달렸다. 출산 중 산모 사망률은 지금과 비교할 수 없을 정도로 높았고, 감염성 질환으로 인한 조기 사망이 흔했다. 우리가 상상하는 〈자연 속 건강인〉의 모습은, 사실 상당 부분이 후대의 상상력이 덧칠된 결과에 가깝다.

슈퍼푸드라는 말 자체도 과학 용어가 아니라 마케팅 용어다. 미국이나 한국 식품법 어디에도 슈퍼푸드의 법적·과학적 정의는 없다. 유럽연합(EU)은 2007년부터 별도의 과학적 근거 없이 〈슈퍼푸드〉라는 단어를 표시·광고에 쓰지 못하게 했다.

61

한때 슈퍼푸드라며 인기를 끌던 아사이베리는 어떨까. 실험실 튜브에서 아사이 추출물이 강력한 항산화 활성을 보이는 건 사실이다. 하지만 사람을 대상으로 한 연구는 대부분 소규모·단기간이고, 체중 감소나 심혈관 질환 예방 같은 뚜렷한 임상 효과를 입증하지 못했다. 한마디로 나쁘진 않지만, 마법의 열매는 아니다.

또 다른 슈퍼푸드 케일은 비타민 K, 비타민 C, 카로티노이드, 섬유질이 풍부한 훌륭한 채소다. 그러나 브로콜리, 시금치, 배추, 상추 같은 다른 채소들도 비슷한 수준의 미량 영양소와 파이토케미컬을 제공한다. 케일만 유독 특별해서 슈퍼푸드가 된 게 아니라, 이미지와 마케팅이 한 종을 스타로 만들어 놓은 셈이다.

가장 최근에 슈퍼푸드 대열에 합류한 치아씨드도 마찬가지다. 치아씨드 한 스푼에 들어 있는 섬유질과 알파-리놀렌산(ALA, 식물성 오메가3) 함량은 인상적이다. 하지만 실제 임상시험에서는 혈압이나 혈당, 체중 같은 지표에 미치는 효과가 크지 않거나, 연구마다 결과가 엇갈린다. 최근 리뷰 논문에서는 중성지방(트리글리세라이드) 감소나 혈압 약간의 개선처럼 〈일부 잠재적 이점은 있지만, 과장된 온라인 홍보와는 거리가 있다〉고 평가한다.

흥미롭게도 슈퍼푸드는 특정 식품을 오랫동안 음식으로 즐겨온 지역이 아니라 그 식품에 생소한 지역에서 붙이는 명칭이다. 케일을 감자, 소시지와 함께 칼도 베르데라는 이름의 수프로 먹는 포르투갈에서보다 녹즙으로 먹는 한국에서 케일을 슈퍼푸드로 받아들일 가능성이 크다는 이야기다. 아사이베리, 치아씨드도 마찬가지다. 길거리에서 아사이베리 주스를 파는 브라질이 아니라 캡슐로나 접하게 되는 한국에서 아사이베리를 슈퍼푸드로 생각하는 경향이 크다. 치아씨드 역시 남미·멕시코가 아니라, 그 역사와 맥락과는 상관없이 〈건강템 리스트〉에서 처음 접하는 나라들에서 더 신비로운 식품이 된다.

하지만 건강에 중요한 것은 특정 식품 하나가 아니라, 여러 가지 채소·과일·통곡·콩류·견과류가 골고루 들어간 전체 식단 패턴이다. 고혈압·심혈관질환 위험을 낮추는 것으로 반복해서 검증된 것은 DASH 식단이나 지중해 식단처럼 평범한 음식들의 조합이지, 특정 슈퍼푸드 한두 가지가 아니다.

인기 TV 프로그램 「나는 자연인이다」에서 보여주듯, 자연스러운 삶의 실체는 우리가 상상하는 목가적 풍경과 거리가 멀다. 우리는 과거를 낭만화한다. 그리고 그 낭만화된 과거에 존재하지도 않았던 슈퍼푸드의 신화를 덧입힌다. 그 결과, 우리 동네 시장에서 파는 김·무·배추·콩보다 아마존과 히말라야에서 온 낯선 이름의 분말과 캡슐이 더 건강해 보이는 이상한 역전 현상이 벌어진다. 몇 년 뒤, 리스트는 또 바뀐다. 하지만 신화의 구조는 변하지 않는다.

자연은 마케팅 전략이다

〈자연=안전〉 신화는 기업 입장에서는 나쁠 게 없다. 여러 면에서 이득을 주기 때문이다.

먼저 프리미엄 가격의 정당화다. 2018년 이탈리아 연구에 따르면 소비자들은 자연 제품에 기꺼이 더 많은 돈을 지불한다. 성분이 동일해도 〈천연 추출〉이라는 문구 하나면 가격표에 0을 하나 더 붙일 수 있다.

둘째, 규제 회피의 도구다. 미국에서 건강기능식품과 영양제는 〈천연〉 또는 〈식물성〉이라고 표시하는 순간, 의약품만큼 엄격한 규제를 피할 수 있다. 1994년 미국에서 통과된 식이보충제건강교육법(DSHEA)은 영양제 산업의 전환점이었다. 이 법 이후 시판 보충제 수는 약 4,000종에서 95,000종 이상으로 폭발적으로 늘었다. 그것들 중 상당수가 〈천연〉, 〈식물성〉, 〈허브〉라는 수식어를 달고 있다.

셋째, 불안 마케팅의 완성이다. 평범한 식품을 이미 오염되고 결핍된 것으로 묘사하고, 값비싼 대체품을 살아남기 위한 필수품으로 격상시킨다. 〈요즘 마트 채소는 영양가가 없어요. 토양이 망가졌거든요.〉 이 말에는 일부 사실이 있다. 하지만 그 사실을 과장해 결국 슈퍼푸드 파우더와 천연 보충제 캡슐을 장바구니에 담게 만든다.

1989년 뉴욕타임스 기사에서 코넬 대학의 조셉 핫치키스Joseph H. Hotchkiss 박사는 이렇게 지적했다. 〈화학 오염물질에 집중된 관심이 건강에 긍정적인 영향을 미칠 가능성이 훨씬 더 높은 행동 변화를 약화시키고 있다.〉 그가 말한 진짜 암 위험 요인은 극소량의 화학물질이 아니라 〈사람들이 먹는 음식의 종류〉다. 〈미국인들은 지방을 너무 많이 먹고 곡물, 과일 및 채소의 섬유질을 충분히 먹지 않는다.〉

수십 년이 지난 지금도 이 지적은 여전히 유효하다. 우리는 미량의 합성 첨가물을 피하느라 정작 중요한 식습관 개선을 놓치고 있다.

우리는 변할 수 있다

틀린 믿음을 가진 사람에게 올바른 사실을 들이대면, 믿음이 바뀌기는커녕 오히려 기존의 믿음이 강해질 수 있다는 이야기가 있다. 이른바 역효과다. 자신의 신념과 반대되는 증거가 정체성에 대한 위협으로 느껴져 심리적 방어 본능이 발동한다는 것이다. 음모론을 연구하는 다트머스 대학의 브렌든 나이언Brendan Nyhan 교수가 널리 알린 개념이다. 만약 역효과가 흔한 현상이라면, 내가 쓰고 있는 이 글도 〈자연은 선, 화학은 악〉이라는 고정관념을 바꾸는 데 별 도움이 되지 않을 것이다.

하지만 아직 희망적인 소식이 있다. 앞서 소개한 게티스버그 대학의 마이어 교수 연구팀은 자연 선호 편향을 줄일 수 있다는 것을 실험으로 보여줬다. 적절한 정보를 제공하자 〈천연〉 약물을 선택한 비율이 70.5%에서 43.3%로 내려갔다. 완벽하지는 않지만, 충분히 의미 있는 변화다.

나이언 교수도 과학 커뮤니케이션 연구에서 이렇게 결론 내린다. 〈역효과는 생각보다 훨씬 드물다. 사람들은 올바른 정보를 받으면 기꺼이 잘못된 믿음을 수정한다.〉 백신 관련 잘못된 정보를 교정하는 여러 실험에서도, 역효과는 거의 관찰되지 않았다. 팩트 체크에 기반한 교정은 분명 효과가 있다.

문제는 정보 부족이 아니다. 진짜 문제는 특정 믿음이 정체성과 결합되었다는 것이다. 〈자연 vs. 합성〉이 단순한 사실 문제가 아니라 〈어떤 사람인가〉의 문제가 되어버렸다는 것이다. 그렇다면 해법은 무엇일까?

자연주의자를 공격하는 게 아니다. 자연을 선호하는 마음은 인간의 본성이고, 산업화된 세계에 대한 불안은 어느 정도 정당하다. 불행히도 이런 본성과 불안은 마케팅에 악용된다. 적은 자연을 좋아하는 소비자가 아니라, 〈자연〉이라는 애매한 단어로 프리미엄을 챙기고 규제를 피하는 기업이다. 우리가 싸워야 할 대상은 서로가 아니라, 우리 모두를 속이는 시스템이다.

자연도 좋고, 합성도 좋다. 중요한 것은 그 성분이 실제로 안전하고 효과적인지 여부다. 어디에서 유래했는지가 아니라, 과학적으로 얼마나 잘 검증되었는지로 판단해야 한다.

마이어 교수의 실험이 보여주듯, 우리는 변할 수 있다. 1989년에도 케모포비아가 있었고, 지금도 있다. 하지만 우리는 수십 년 전보다 더 많은 연구 결과를, 더 나은 과학적 도구를, 더 정교한 이해를 가지고 있다.

〈자연〉이라는 마법의 주문에서 깨어날 때, 비로소 진짜 건강한 선택이 가능해진다. 그런 선택은 라벨에 적힌 마케팅 문구가 아니라, 실제 성분과 근거를 보는 것에서 시작된다. 그리고 무엇보다 중요한 건, 1989년 핫치키스 박사가 말한 것처럼, 미량의 첨가물을 피하는 것보다 지방을 줄이고 섬유질을 늘리는 근본적인 식습관 개선이다.

자연 vs. 합성이라는 이분법을 넘어서자. 진짜 질문은 〈어디서 왔는가〉가 아니라 〈이것이 나에게 도움이 되는가〉다.

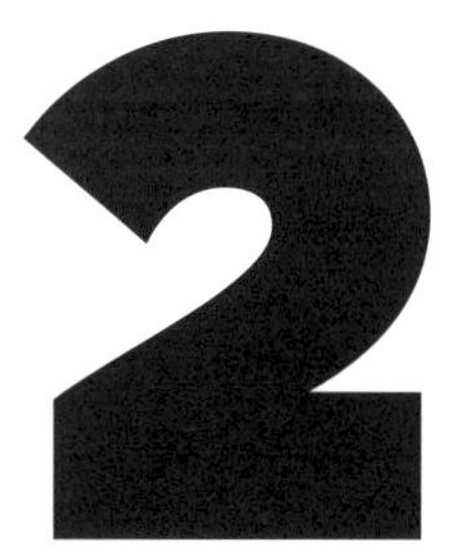

2

다이어트와
키 성장의 약리학

치료를 넘어 〈튜닝〉의 시대로

01
환자가 아닌 소비자의 탄생

**마이너스를 제로로 만드는 약,
제로를 플러스로 만드는 약**

환자가 아닌 소비자의 탄생

오랫동안 우리 머릿속에는 보이지 않는 국경선이 있었다. 한쪽에는 약의 영토가 있다. 이곳은 아픈 사람들의 땅이다. 고통, 병원 냄새, 의사의 근엄한 표정, 그리고 마이너스를 제로(정상)로 돌려놓는 치열한 복구 작업이 일어나는 곳이다. 반대편에는 영양제의 영토가 있다. (여기서 영양제란 비타민·미네랄뿐 아니라 건강기능식품, 몸에 좋다는 각종 보양식을 포괄하는 넓은 의미다.) 이곳은 건강한 사람, 혹은 건강해지고 싶은 사람들의 땅이다. 활력, 자기 관리, 그리고 제로(정상)를 플러스(더 나음)로 만드는 희망이 머무는 곳이다.

사람들은 본능적으로 약보다는 영양제를 선호해 왔다. 약은 내가 환자임을 인정해야만 얻을 수 있는 고육지책처럼 느껴지지만, 영양제는 내가 내 삶을 주도적으로 관리하고 있다는 증거처럼 보였기 때문이다. 그래서 1부에서 보았듯, 사람들은 식품에 불과한 것들에 기적적인 치료 효능을 기대하며 〈약 같은 영양제〉를 찾아 헤맸다.

그런데 최근 들어 이 견고했던 국경선이 반대쪽에서 무너지기 시작했다. 이번에는 영양제가 약을 넘보는 게 아니다. 약이 우리 삶 속 영양제의 영토로 밀려들고 있다.

반격의 신호탄은 비만 치료제 시장에서 쏘아 올려졌다. 사용자 영역이 고도비만 환자에서 일반 대중으로 확장되고 있는 것이다. 불과 1~2년 전만 해도 위고비, 마운자로 같은 GLP-1 계열 신약은 미국에서는 부자들의 약이었다. 월 1,000달러(약 140만 원)를 웃도는 비싼 가격, 그리고 배에 주사를 꽂아야 한다는 심리적 거부감은 이 약이 〈치료제〉의 영토에 머물게 하는 높은 성벽이었다. 참고로 국내에서는 중간 용량 기준으로 대략 30~60만 원선이다.

하지만 2025년 11월, 백악관에서 발표된 〈가격을 깎는 대신 시장을 넓히는〉 합의는 이 성벽을 단숨에 무너뜨렸다. 메디케어(공적 보험) 적용이 확대되면서 한 달 약값을 245달러(약 35만 원) 수준으로 떨어뜨리고 본인 부담을 50달러(약 7만 원)로 낮추는 조건이 제시됐다. 더 결정적인 건 〈먹는 비만약〉이다. 새로 출시된 경구용 비만약(먹는 위고비) 가격은 월 149달러(약 20만 원)부터 시작한다. 심지어 주사약의 한 달치 제조원가는 5달러(약 7천 원)까지 낮아질 수 있다는 연구 결과도 있다. 2026년 3월 인도와 중국에서 위고비 특허가 만료됨에 따라 인도의 제네릭 가격은 기존 대비 90%까지 폭락했고, 중국 역시 제네릭 출시에 대비해 제조사에서 위고비 가격을 48%나 인하했다. 이런 변화는 단순히 약값이 싸졌다는 의미에 그치지 않는다. 결국 약이 영양제의 영역을 치고 들어왔다는 뜻이다. 이제 비만 신약은 치료제의 가격표를 벗고 프리미엄 영양제 한 달치 가격대와 겹치기 시작했다. 게다가 주사가 아닌 알약이라면, 마지막 남은 심리적 저항선마저 흐려진다.

　　거대 제약사들은 여기서 멈추지 않는다. 약의 유통 방식도 바꾸고 있다. 병원과 약국이라는 전통적 약품 유통 경로를 우회하려 한다. 미국에서는 이미 〈릴리 다이렉트〉 같은 서비스를 통해 소비자가 온라인으로 의사를 만나고, 집 앞으로 약을 배송 받는 시스템을 구축했다. 국내에서도 비대면 처방·배송을 둘러싼 논의가 커지고 있지만, 반대 목소리도 크다. 다이어트 약을 구하는 과정은 병원 진료보다는 쿠팡이나 네이버 쇼핑에 더 가까워지고 있다.

　　시장은 즉각 반응했다. 월스트리트저널은 이를 두고, 비만약 시장이 부유층 거주지인 어퍼 이스트 사이드를 떠나 서민들의 거리인 메인 스트리트로 이동하고 있다고 평했다. 이제 이 약을 욕망하는 사람들은 당장 치료하지 않으면 생명이 위험한 환자들이 아니다. 조금 더 날씬해지고 옷 태를 살리고 싶은 직장인, 결혼식을 앞둔 예비 신부, 이미 날씬하지만 더 완벽한 몸매를 원하는 사람들이다.

그들에게 이 다이어트 신약은 고통을 없애주는 치료제가 아니다. 내 몸을 내가 원하는 최상의 상태로 튜닝해 주는, 〈가장 강력하고 확실한 효과를 가진 하이엔드 영양제〉다. 치료의 언어로는 자꾸 어긋난다. 이건 환자가 아니라 소비자가 건강을 사는 이야기, 말하자면 건강의 소비재화다.

「나는 그냥 미용 목적으로만 사용해요. 아무 의학적 이유도 없었어요.」 캐서린, 뉴욕타임스와 인터뷰 중

단지 다이어트에만 국한된 문제가 아니다. 누군가는 ADHD 치료제를 〈공부 잘하는 약〉으로, 누군가는 당뇨병 약을 〈노화 방지제〉로, 누군가는 탈모 치료제를 〈헤어 스타일링의 기초〉로 소비한다. 원래는 정상으로 돌아오기 위해 쓰이던 약들이, 이제는 정상에서 더 멀리 가기 위해 사용된다.

바야흐로 〈약의 반격〉이 시작되었다. 과거의 약이 결핍을 채우고 고장을 수리하는 치료의 도구였다면, 지금의 약은 정상 범주의 몸을 원하는 방향으로 더 끌어올리는 향상의 도구로 진화하고 있다.

이 거대한 흐름 앞에서, 당신의 머릿속에는 아마 이런 질문이 떠오를 것이다.

그럼 나도 써야 하나.

결론은 잠깐 보류. 우선 이 약들이 어떻게 살이 빠지게 만드는지부터 알아보자.

의지의 시대가 저물고 약의 시대가 오다

살이 찌는 것은 오랫동안 성실함의 문제였다. 〈적게 먹고 많이 움직여라.〉 이 단순한 명제 앞에서 비만은 게으름의 증거였고, 다이어트 실패는 인내심 부족 탓이었다. 하지만 21세기의 약리학은 이 오랜 상식을 뒤집었다. 비만은 의지의 문제가 아니라, 〈고장 난 신호 체계〉의 문제라는 사실을 보여줬기 때문이다.

우리 몸에는 체중을 일정하게 유지하려는 정교한 시스템이 있다. 지방세포는 〈배부르다(렙틴)〉고 외치고, 위장은 〈배고프다(그렐린)〉고 외친다. 현대인의 비만은 이 신호등이 고장 난 상태다. 배가 찼는데도 뇌는 배고프다고 아우성치고, 지방이 넘치는데도 몸은 기근 상태라고 착각해 에너지를 비축하려 든다. 이 고장 난 회로를 의지로 이기는 건 불가능에 가깝다. 그래서 과학자들은 의지 대신 화학 물질로 뇌의 신호등을 직접 조작하기로 했다. 바로 GLP-1(glucagon-like peptide-1)의 발견이다.

우리가 밥을 먹으면 장에서 GLP-1이라는 호르몬이 나온다. 이 호르몬은 췌장에 가서 인슐린을 나오게 하여 혈당을 낮추는 동시에, 뇌와 연결된 신경망을 통해 강력한 메시지를 전달한다. 〈그만 먹어. 이미 충분해.〉

문제는 이 천연 호르몬이 너무 빨리 분해된다는 점이다. 반감기가 고작 2분 밖에 안된다. 신호가 너무 짧게 번쩍하고 끝난다. 그래서 과학자들은 이 호르몬의 구조를 살짝 비틀어, 우리 몸속 효소가 쉽게 분해하지 못하도록 만들었다. 이것이 초기 모델인 삭센다이고, 이를 더 강력하고 오래가게 개량한 것이 위고비(성분명: 세마글루타이드)다. 삭센다는 매일 직접 주사해야 한다는 단점이 있지만 위고비는 매주 한 번 주사하면 된다.

「갑자기 내 머릿속의 어딘가, 늘 존재하던 그 부분이 그냥 조용해졌어요.」 킴벌리, 사이언티픽 아메리칸지와 인터뷰 중

이 약들이 몸에 들어가면 포만감 신호가 길어진다. 24시간 내내 GLP-1 호르몬이 대기하고 있는 셈이어서 밥을 먹으면 평소보다 더 빨리 배가 부르다. 본래 이 호르몬은 주로 장에서 그리고 뇌에서 소량이 분비된다. 그런데 위고비, 마운자로 사용 중에는 뇌의 시상하부에서 GLP-1 호르몬 신호가 원래보다 강하게 오랫동안 머문다. 포만감이 순간 이벤트가 아니라 하루 종일 깔린 배경음처럼 되는 것이다. 그로 인해 약을 맞아본 사람들 중에는 푸드 노이즈food noise가 사라졌다고 증언하는 사람이 많다. 푸드 노이즈란 머릿속에서 끊임없이 음식을 갈구하는 소음을 말한다. 점심을 먹으면서 저녁 메뉴를 고민하고, 배가 부른데도 디저트 배는 따로 있다며 케이크를 찾는 그 목소리 말이다. 위고비는 이 소음을 강제로 음소거한다. 치킨이 눈앞에 있어도 먹고 싶은 생각이 들지 않는다. 카페에 진열된 달콤한 디저트를 보면서도 맛있겠다는 말만 할 뿐 먹으려는 욕구가 생기지 않는다. 억지로 참는 게 아니라, 정말로 생각이 안 난다.

식욕 억제라기보다 식욕 삭제에 가까운 상황이다.

비만 신약 전성시대

포만감 호르몬을 흉내 낸 첫 번째 다이어트 약 삭센다의 효과는 평균 약 5~8%의 체중 감소였다. 다이어트약에게 마의 벽과 같은 평균 10%의 절반에 불과한 정도다. 그런데 위고비는 평균 15% 감량으로 한계를 뛰어넘었다. 기존 삭센다의 최대 세 배에 가까운 효과다. 이 약이 게임체인저로 불리는 이유다. 이제는 그런 위고비보다 더 강력한 약이 속속 등장하고 있다. 위고비가 뇌의 스위치 하나(GLP-1)를 켰다면, 이제 등장하는 약들은 스위치를 두 개, 세 개씩 동시에 켠다.

마운자로(성분명: 티르제파타이드)는 GLP-1에 더해 GIP라는 또 다른 호르몬 수용체까지 자극한다. 두 개의 브레이크를 동시에 밟는 셈이다. 임상 시험에서 체중의 20% 이상을 감량시키며 위고비의 아성을 위협했다. 체중의 20%라면, 100kg인 사람이 약만 맞아서 80kg가 된다는 뜻이다. 이건 생활습관 교정으로는 도달하기 힘든, 사실상 위를 잘라내는 수술에 버금가는 수치다.

이에 더해 아직 출시 전이지만, 벌써부터 시장을 뒤흔들고 있는 괴물이 있다. 바로 레타트루타이드Retatrutide다. 이 약은 삼중 작용제triple agonist다. 식욕을 끄고(GLP-1), 시너지를 내며(GIP), 여기에 더해 글루카곤glucagon 수용체까지 건드린다. 이게 큰 차이를 만들어낸다.

원래 다이어트를 시작해 적게 먹으면 우리 몸은 살아남기 위해 대사량을 줄이고 지방을 아끼려 든다. 위고비나 마운자로를 써도 이런 정체기는 올 수 있다. 대개 처음 12주 동안 빠르게 체중이 줄다가 이후 정체기에 접어들기 시작한다. 하지만 글루카곤은 반대로 에너지를 태우라고 명령한다. 간에 저장된 지방을 끄집어내 사용하고 가만히 있어도 운동한 것처럼 에너지를 소비하게 만들 수 있단 얘기다. GLP-1과 GIP가 식욕의 브레이크를 밟는 동안, 글루카곤은 지방 연소의 액셀러레이터를 밟는 셈이다. 이런 식으로 양쪽에 작용하는 기전 덕분인지 아직 확실치 않지만 레타트루타이드는 제약회사가 발표한 임상에서 68주 동안 무려 30%에 가까운 체중 감량 효과를 보였다. 참가자 중 24%는 체중의 35%까지 감량에 성공했다. 이쯤 되면 단순한 비만 치료제를 넘어 인류가 꿈꾸던 마법의 물약에 가장 근접한 물질이라 할 수 있다.

혁명을 넘어 메뉴가 된 비만 신약

전문가들은 지금의 비만 치료제들을 일컬어 혁명적이라 칭송한다. 이것은 과장이 아니다. 통계가 증명한다. 갤럽의 최신 보고서에 따르면, 2025년 미국 성인 비만율은 37.0%로 3년 전(39.9%)보다 2.9% 포인트나 감소했다. 불변할 것 같았던 비만율 그래프를 꺾어버린 일등 공신은 바로

GLP-1 주사제였다. 하지만 조만간 위고비, 마운자로 같은 놀라운 신약은 구식이 될지도 모른다. 기술의 발전 속도는 우리의 상상을 초월한다. 위고비가 주 1회 주사라는 혁신으로 매일 맞아야 했던 삭센다를 밀어냈듯, 이제 주사기 자체를 밀어내버릴 새로운 파도가 밀려오고 있다.

그 선두에 선 것이 바로 먹는 비만약이다. 노보 노디스크는 먹는 위고비(경구용 세마글루타이드)를 개발해 주사제와 대등한 효과를 입증하며 마침내 2025년 12월 22일 FDA 승인을 받았다. 경쟁사들도 가만히 있지 않다. 2025년 6월 미국 당뇨병 학회(ADA)에서 공개된 오르포글리프론 orforglipron 임상 데이터는 충격적이었다. 노보 노디스크의 알약이 흡수 촉진제(SNAC)를 섞어 위산의 공격을 버티는 방식이라면, 릴리의 오르포글리프론은 애초에 위산에 분해되지 않는 소분자 화합물로 설계됐다. 덕분에 공복을 유지할 필요도 없고, 무엇보다 생물학적 공정 없이 화학 합성이 가능해 대량 생산이 쉽다. 이는 곧 획기적인 가격 파괴가 가능하다는 뜻이다. 실제로 이 약은 2026년 4월 미국 FDA 승인을 받아 민간 보험 적용 시 월 최저 25달러(약 3만5천 원), 자가 부담 시에도 월 최저 149달러(약 20만 원)라는 파격적인 가격으로 출시됐다. 알약 하나를 먹는 것만으로 주사제와 맞먹는 효과를 내는데, 가격까지 싸진다면? 게임의 룰이 바뀐다.

사람들의 심리는 단순하다. 알약이 있다면 굳이 주사

를 맞고 싶지 않다. 주사에 대한 공포, 냉장 보관의 번거로움, 그리고 의료 폐기물 처리의 귀찮음까지 한번에 해결된다. 게다가 알약은 대량 생산이 쉬워 주사제보다 가격이 훨씬 저렴해질 가능성이 크다. 먹는 비만약이 출시되면 문턱이 획기적으로 낮아진다. 이는 곧 더 많은 대중이 강력한 효과를 내는 다이어트 약을 소비할 수 있게 됨을 의미한다.

앞으로 예상되는 변화는 약의 형태에만 그치지 않는다. 투약 주기와 목적도 다양해질 가능성이 크다. 다음 세대는 더 편하고, 더 오래가고, 더 저렴하고, 근손실을 줄이는 방향으로 진화 중이다. 암젠이 개발 중인 마리타이드MariTide 같은 약물은 한 달에 한 번만 맞으면 된다. 심지어 약점도 보완되고 있다. 위고비, 마운자로를 쓰든 식단 조절로 빼든 급격한 다이어트의 필연적 부작용인 근손실을 피할 수 없다. 이를 막기 위한 방법은 현재로서는 근력 운동과 단백질 섭취 밖에 없다. 하지만 미래에는 약으로 살도 빼고 약으로 근육도 유지하는 게 가능해질지도 모른다. 실제로 지방은 태우고 근육 성장은 돕는 비마그루맙Bimagrumab 같은 약물이 개발 중이다. 생쥐 실험에서 근육 보존 효과를 보인 아밀린amylin 호르몬을 모방하거나 근육 조절 수용체를 차단하는 성분을 결합한 약물들도 개발 경쟁에 뛰어들었다. 바야흐로 약이 몸을 송두리째 바꿔버리는 시대, 신체 개조body editing의 시대가 열린 것이다.

워싱턴 대학에서 비만을 연구하는 스콧 헤이건Scott

Hagan 교수는 지금의 상황을 이렇게 묘사했다. 「우리는 이제 〈와, 드디어 안전한 약이 나왔네〉라고 감탄하던 초기 단계를 지나고 있습니다. 이제 우리 앞에는 다양한 약물 메뉴가 놓여 있습니다.」

그야말로 〈비만약 뷔페〉의 시대다. 누군가는 강력한 한 방(레타트루타이드)을, 누군가는 간편한 알약(오르포글리프론)을, 누군가는 근육을 지키는 옵션을 선택할 수 있게 되었다. 선택지가 늘어난다는 건, 그만큼 더 많은 사람이 이 시장으로 빨려 들어오게 된다는 뜻이다.

하지만 메뉴판이 화려해질수록, 우리가 주목해야 할 것은 따로 있다. 사람들이 이 다양한 메뉴를 고르는 이유가 그저 살을 빼기 위해서만은 아니라는 점이다. 최근 미국에서는 마이크로도징(microdosing, 미세 투여)이라는 새로운 열풍이 불고 있다. 표준 용량의 20~40% 정도로 적은 양만을 투여하면서, 체중 감량이 아닌 다른 효과를 기대하는 것이다. 이들은 이 약이 관절 통증을 줄여주고, 염증을 없애며, 혈압을 낮추고, 심지어 기분까지 좋게 만든다고 믿는다.

미국 메인 주에 사는 62세 여성 크리스틴 배브 Christine Babb는 워싱턴 포스트지와의 인터뷰에서 〈나는 영원히 살고 싶은 게 아니라, 그저 건강하게 살고 싶을 뿐〉이라며 이 약을 노화로 인한 질병을 막기 위한 영양제처럼 소비하고 있음을 밝혔다. 물론 이런 저용량 사용이 안전하고 효과적이라는 과학적 근거는 아직 찾아보기 어렵다. 그

81

럼에도 사람들은 기다리지 않는다. 상당수의 사람이 웰빙과 장수에 도움이 될 거라는 기대에서 저용량 사용을 시도하고 있다. 위고비와 마운자로는 이제 단순한 비만 치료제를 넘어 혈당, 혈압, 지방간, 뇌 건강까지 개선해 주는 〈대사 리모델링metabolic remodeling〉의 도구로 진화하고 있다.

나는 앞서 비만 신약이 치료제의 껍질을 깨고 프리미엄 영양제의 지위를 넘본다고 썼다. 상상이 아니라 이미 현실이다. 사람들은 이제 이 약에서 단순한 감량이 아닌, 내 몸의 엔진을 새것으로 교체하는 역노화reverse aging의 가능성을 보고 있다.

그렇다면 질문이 생긴다. 과연 이 약들은 우리 몸속에서 어떤 기적을 일으키고 있는 걸까? 그리고 그 기적 뒤에 숨겨진 또 다른 얼굴은 무엇일까?

02

살을 빼는 약인가,
몸을 해킹하는 약인가

GLP-1(위고비, 마운자로)이
가져온 대격변

들어가며: 오해를 피하기 위한 선언

이야기를 계속하기에 앞서 이해 충돌 문제부터 정리하자. 비만신약의 장점을 설명하다 보면, 으레 따라붙는 시선이 있다. 〈저 사람 혹시 제약회사의 후원을 받고 홍보하는 건 아닌가?〉

나는 비만 신약을 만드는 어떤 제약회사와도 금전적 관계가 없다. 강연료나 자문료를 받은 적도 없다. 이 글은 오직 공개된 데이터와 팩트에 기반해, 이 거대한 변화의 물결을 독자들과 함께 냉정하게 분석하기 위한 기록이다.

불편한 진실: 공포는 어디에서 오는가

이제 솔직해지자. 미디어에서 위고비, 마운자로에 대

한 이야기를 할 때는 대개 부작용과 위험이 헤드라인을 장식한다. 여기에는 몇 가지 타당한 이유가 있다.

먼저 과거에 대한 학습 효과다. 우리는 뇌를 흥분시키는 방식의 고전적 다이어트 약물(펜터민 등)이 남긴 중독과 오남용의 상처를 기억한다. 한때 기적의 약이라 불렸으나 심장 마비 위험이 뒤늦게 밝혀져 퇴출당한 관절염 약 바이옥스Vioxx처럼, 비만 신약도 시간이 지나면 숨겨진 부작용이 드러날 수 있다는 막연한 공포가 존재한다.

하지만 과학계의 분위기는 대중의 공포와 정반대로 흐르고 있다. 이번에는 정말로 다를 가능성이 높다는 것이다. GLP-1 호르몬을 흉내 낸 약을 인류가 사용한지는 이미 20년이 넘었다. 최초의 GLP-1 약 바이에타Byetta가 FDA 승인을 받은 건 2005년이다. 지금의 비만 신약은 어느 날 갑자기 하늘에서 뚝 떨어진 미지의 신물질이 아니라, 생각보다 오래 축적된 임상 경험 위에 올라선 계열의 약이다.

코펜하겐의 충격: 인류 최초의 장수 약물이 탄생했나

최근 과학계의 화두는 안전성을 넘어선다. 이들 약이 비만 치료제를 넘어서 노화와 함께 오는 만성질환의 지형까지 바꿀 수 있느냐에 쏠려 있다.

2025년 8월, 덴마크 코펜하겐에서 열린 노화 연구 및 신약 개발 회의에서 놀라운 장면이 연출됐다. 비만약 시장을 양분하는 노보 노디스크와 일라이 릴리의 과학자들이 연단에 올라 청중을 들썩이는 화두를 던진 것이다. 그들은 자신들의 GLP-1 약물이 〈인류 최초의 장수 약물〉이 될 수도 있다고 말했다.

지나친 과장이 아니다. 최근 몇 년간 축적된 데이터는 GLP-1 약물이 단순한 체중 감량을 넘어, 다양한 추가적 효과를 낼 수 있음을 보여준다. 심장마비, 뇌졸중 위험을 낮추고, 심부전, 신장 질환, 간 질환, 심지어 무릎 관절염과 수면 무호흡증까지 개선한다는 근거가 쌓이고 있다.

실제로 위고비는 대규모 임상(SELECT)에서 주요 심혈관 사건 위험을 약 20% 낮췄다. FDA는 이를 근거로 위고비를 체중 감량에 더해 심혈관 위험 감소용으로도 승인했다. 젭바운드(미국에서 마운자로의 비만약 버전) 또한 수면 무호흡증 치료제로 추가 승인 받았다. 결과가 너무 빠르게 쌓이다 보니, 해외에서는 이런 농담 섞인 말까지 나온다. 〈이 정도면 수돗물에 약을 타서 전 국민에게 공급해야 하는 것 아니냐고요?〉

FDA는 아직 노화 자체를 질병으로 인정하지 않는다. 그럼에도 과학자들은 이 약이 예방 의학의 새로운 시대를 열 것으로 기대하고 있다. 이론적으로 노화 속도를 늦출 수만 있다면 노화와 관련된 만성 질환들을 동시다발적으로 예방하는 게 가능하기 때문이다.

체중 감량은 거들 뿐

더 흥미로운 발견은 이 약이 몸을 고치는 방식이다. 흔히 〈살이 빠지니까 건강해지는 것〉이라고 생각한다. 아주 틀린 말은 아니다. 하지만 최근 연구 결과는 우리의 상식을 뒤집는다.

2025년 발표된 대규모 임상 분석에 따르면, 위고비가 심혈관 질환 위험을 낮추는 효과 중 체중 감량(허리둘레 감소)으로 설명할 수 있는 부분은 약 3분의 1에 불과했다. 그렇다면 나머지 3분의 2는 무엇일까? 아직 단정할 수는 없다. 하지만 연구자들은 약물이 직접적으로 신체의 염증을 줄이고, 혈관을 보호하며, 대사 시스템을 근본적으로 수리하는 항노화 기전이 작용했다는 추측을 제시한다. 여기서부터 비만약은 체중계를 벗어나 건강한 대사를 회복하는 약으로 읽히기 시작한다. 다시 말해, 이 약은 비만 환자가 아니더라도 대사 질환의 위험이 있는 사람들에게 광범위하게 적용될 수 있는 대사 리모델링 도구의 가능성을 품고 있다.

저속 노화의 대가는 무엇인가

상황이 이렇다면 질문도 바뀐다. 〈이 약이 위험할까?〉라고 걱정하기엔, 약이 주는 잠재적 혜택(심장 보호, 수명 연장, 노화 방지)이 크다. 만약 이 약이 단순히 다이어트 약이 아니라, 내 몸의 엔진을 새로 세팅하는 프리미엄 엔진 오일과 같다면 우리는 이 약을 어떻게 바라봐야 할까?

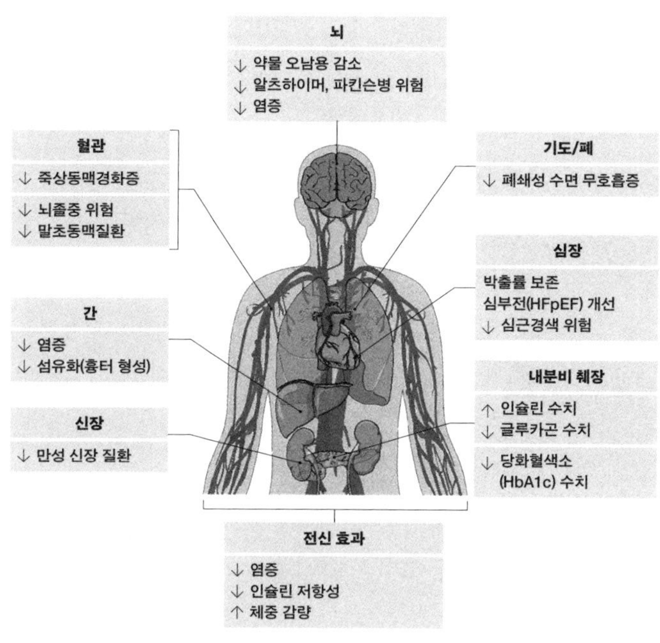

GLP-1 약물은 단순 체중 감량을 넘어 전신의 대사 시스템에 영향을 미친다
출처: 네이처Nature, 2026년 1월(https://www.nature.com/articles/s41591-025-04124-5)

이 장에서는 막연한 공포를 걷어내고, 이제부터 우리가 치러야 할 〈진짜 대가〉를 냉정하게 저울질해 보려 한다. 약이 주는 빛(대사적 이득)이 강렬할수록, 그 뒤에 드리우는 그림자(오젬픽 페이스, 근손실)도 함께 고려해야 하기 때문이다.

오젬픽 페이스: 회춘의 역설

가장 먼저 눈에 띄는 대가는 거울 속 모습에서 나타

난다. 약물로 몸속 혈관과 장기는 20대처럼 깨끗해지고 있을지 몰라도, 겉모습은 정반대로 급격히 늙어버리는 다소 기이한 현상이다. 체중계는 웃는데 거울 속 나는 울고 있는 상황을 두고 미국에서는 오젬픽 페이스Ozempic Face라고 부른다. (오젬픽은 위고비가 출시되기 전 앞서 사용된 당뇨약 상품명으로 둘은 동일 성분이지만 용량·적응증이 다르다.)

원리는 이렇다. 약물의 강력한 효과로 단기간에 체중이 15~20%씩 빠지면, 얼굴을 팽팽하게 지탱하던 피하지방도 썰물처럼 빠져나간다. 문제는 피부의 탄력이 지방이 빠지는 속도를 따라가지 못한다는 점이다. 결과적으로 얼굴은 마치 바람 빠진 풍선처럼 쭈글쭈글해진다. 눈 밑은 쾡하게 꺼지고, 볼은 패이며, 턱선은 늘어진다.

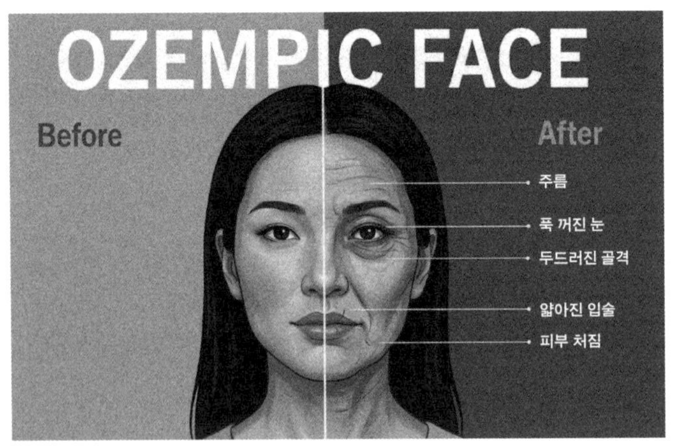

오젬픽 페이스의 특징

〈건강 검진 결과는 회춘했는데, 얼굴은 10년 늙었다〉
는 자조 섞인 농담이 나오는 이유다. 건강을 얻은 대가로 젊
어 보이는 외모를 일부 반납해야 하는 딜레마. 이것이 약물
다이어트가 청구하는 첫 번째, 그리고 가장 눈에 띄는 계산
서다. 물론 이 약이 청구하는 결과가 모두 비극적인 것만은
아니다. 반대로 피부 건강이 향상되는 경우도 있다. 건선과
같은 염증성 피부질환으로 고생하던 사람이 체중 감소로 염
증이 줄어들고 증상이 개선되었다는 경험담을 흔히 접할 수
있다. 얼굴살이 빠져 늙어 보이는 오젬픽 페이스와 대비되
게, 비만 신약 사용 후 전반적인 피부 톤이 맑아지는 현상을
두고 오젬픽 글로우Ozempic glow라고 부르기도 한다.

사라지는 근육: 지방과 함께 녹아내리는 갑옷

얼굴이 늙어 보이는 건 미용상의 문제일 뿐이다. 진
짜 위험한 대가는 눈에 보이지 않는 곳에서 일어난다. 바로
근손실이다. 엄밀히 말해 오젬픽 페이스와 근손실은 약 자
체의 독성이라기보다 급격한 체중 감량이 드리우는 필연적
인 그림자다. 우리 몸은 기아 상태(라고 착각하는 상황)가 되
면 지방만 태우는 게 아니라, 에너지 효율이 나쁜 근육부터
분해해서 쓰려 한다.

물론 이 그림이 언제나 똑같은 비율로 그려지는 것은
아니다. 최근 프랑스 연구진이 평균 BMI 46의 초고도비만
환자들을 1년간 추적한 결과(SEMALEAN 연구), 위고비 투

여군의 근손실은 약 3kg 내외로 전체 감량 체중의 18% 수준에 그쳤다. 태울 지방이 산더미처럼 쌓인 몸에서는 약물이 근육을 비교적 덜 건드린 셈이다. 이는 약물 자체의 보호 효과라기보다, 출발 상태 덕분에 근육이 비교적 덜 희생된 결과다. 하지만 이 결과를 근육이 안 빠진다는 면죄부로 해석해서는 곤란하다. BMI 46의 환자에게 근육 3kg은 성공적인 방어일지 몰라도, 근육량이 생존과 직결되는 일반인이나 노년층에게는 치명타가 될 수 있기 때문이다. 근육량이 충분해야 낙상 위험, 혈당 조절, 회복력 면에서 유리하다.

실제로 더 광범위한 임상 데이터들을 종합해보면, 위고비나 젭바운드로 줄어든 체중의 상당 부분(약 20~40%)은 지방이 아닌 제지방(근육, 뼈, 수분)이었다. 10kg을 뺐다면 그 중 3kg 안팎은 소중한 근육이었다는 뜻이다. 특히 노년층에게 이는 재앙에 가깝다. 근감소증 약물을 연구하는 미첼 스타이너Mitchell Steiner 박사는 〈이 약물들은 기본적으로 노인 환자들에게서 몇 년에 걸쳐 일어날 노쇠화를 불과 몇 달 만에 발생시킬 수 있다〉고 강력히 경고했다.

근육은 당분을 소비하는 공장이자 뼈를 보호하는 갑옷이다. 약으로 내장 지방은 걷어냈지만, 그 대가로 허벅지와 엉덩이 근육이 녹아버린다면 어떻게 될까? 겉보기엔 날씬해졌지만 기운이 없고, 약을 끊는 순간 기초대사량이 떨어져 요요가 더 격렬하게 오는 〈마른 비만(근감소성 비만 sarcopenic obesity)〉의 함정에 빠지게 된다. 체중계에는 성공으로 기록되지만 몸 안에서는 실패로 남는 것이다.

위고비 시대의 생존법: 빠지는 근육을 사수하는 방법

살이 빠진다고 해서 반드시 건강해지는 것은 아니다. 앞서 설명한 것처럼, GLP-1 계열 약물(위고비, 삭센다, 마운자로 등)을 통한 급격한 체중 감량 시 줄어든 체중의 20~40%가 지방이 아닌 근육(제지방)일 수 있다는 우려가 제기된다. 더 날씬해지는 대신 더 허약해질 수 있다는 경고가 나오는 이유다.

그렇다면 약의 도움을 받으면서도 내 몸의 엔진인 근육을 지킬 방법은 없을까? 약물에 기대지 않고 스스로 실천할 수 있는 해법은 크게 세 가지다.

1. 단백질, 얼마나 먹느냐가 아니라 어떻게 먹느냐가 중요하다

일반 성인의 단백질 권장량은 체중 1kg당 0.8g 수준이다. 하지만 급격한 체중 감량 국면에서는 이야기가 다르다. 이때는 근육 보존을 위해 단백질 섭취량을 체중 1kg당 최대 1.5g까지 늘릴 것을 권장한다. 문제는 약의 영향으로 식욕이 떨어지고, 경우에 따라서는 음식 혐오감까지 생겨 먹기가 힘들다는 점이다.

전략: 한 끼에 몰아넣지 말고 하루 섭취를 3~4번으로 쪼개 목표량을 달성하라. 위장 배출이 느려져 더부룩함·메스

꺼움이 생기기 쉬운 만큼, 작게 자주 먹기가 현실적인 해법
이다.

2. 유산소만으로는 부족하다: 근력운동을 필수 항목으로

살을 뺄 때는 걷기나 러닝 같은 유산소 운동에 집중하기 쉽
다. 하지만 근육을 지키려면 전략을 바꿔야 한다. 연구 결
과, 유산소 운동만 하거나 저항성 운동(근력 운동)만 하는
것보다, 이 둘을 결합한 복합 운동을 했을 때 근육 손실은
최소화하고 신체 기능은 가장 크게 향상되었다.

전략: 러닝머신(트레드밀) 위에서만 시간을 보내지 마라.
일주일에 최소 2회, 스쿼트나 덤벨 같은 저항성 운동을 반
드시 루틴에 섞어라.

3. 약을 끊은 뒤의 승자는 운동한 사람이다

운동은 단순히 근육만 지키는 게 아니다. 약을 끊은 뒤 찾
아올 요요현상을 막는 유일한 방패다. 2024년 덴마크 코펜
하겐 대학 연구팀이 발표한 연구 결과가 이를 증명한다.

비만 환자를 대상으로 1년간 실험한 결과, GLP-1 약물만
쓴 그룹은 중단 후 1년 동안 감량한 체중의 2/3가 다시 돌
아왔고 지방도 빠르게 다시 쪘다. 반면, 약과 운동을 병행
한 그룹은 약을 끊고 1년이 지나도 감량된 체중과 체지방을
훨씬 잘 유지했다. 약만 쓴 그룹은 운동을 병행한 그룹보다
약 6kg이나 더 많은 요요를 겪었다.

약은 뇌의 식욕 스위치를 꺼줄 수 있지만, 그 효과는 투약
을 멈추는 순간 사라진다. 하지만 운동으로 단련된 근육과

습관은 약을 끊은 뒤에도 남아 당신의 몸을 지켜준다.

만능열쇠는 없다: 알츠하이머의 벽

문제는 여기서 끝나지 않는다. 비만약의 효과가 〈대사 회춘〉처럼 받아들여지자, 사람들은 그 다음 단계—〈뇌의 회춘〉까지—기대하기 시작했다. 전신의 염증을 줄여주니, 뇌의 염증도 줄여 치매나 알츠하이머를 막아주지 않겠냐는 상상이다. 실제로 초기 관찰 연구들은 긍정적이었다. 관찰 연구만으로 인과성을 단정할 수는 없지만 기대를 키우기엔 충분했다. 하지만 2025년 12월, 노보 노디스크가 발표한 임상 결과는 냉혹했다.

두 건의 대규모 임상 시험에서, 위고비의 성분(세마글루타이드)은 초기 알츠하이머 환자의 인지 기능 저하를 늦추는 데 실패했다. 혈액 속 염증 수치는 낮췄을지 몰라도, 기억력이 사라지는 과정을 멈추지는 못했다. 과학자들은 약물 분자가 너무 커서 뇌를 보호하는 혈뇌장벽blood-brain barrier, BBB)을 충분히 통과하지 못했을 가능성이 있다고 추측한다. 신경퇴행성 질환에 대해 이 약물을 연구해 온 나이젤 그레이그Nigel Greig 박사는 이 결과를 두고 이렇게 말했다. 〈모든 것에 듣는 약은 없다.〉

무엇을 남길 것인가

부작용과 한계가 명확해지자, 시장은 빠르게 태세를 전환하고 있다. 이제 화두는 〈얼마나 빼느냐〉가 아니라 〈무엇을 남길 것인가〉다.

앞서 언급한 것처럼 제약사들은 지방은 태우고 근육은 남기는 새로운 약물을 개발 중이다. 일라이 릴리가 인수한 비마그루맙Bimagrumab은 근육 성장을 억제하는 수용체를 차단해, 체중을 감량하면서도 근육량을 늘리는 효과를 노린다. 이 밖에도 운동 호르몬을 모방하는 아젤라프라그 Azelaprag 같은 약물이 임상 시험 중이다.

피트니스 업계도 움직였다. 고급 헬스장 체인인 이퀴녹스Equinox나 눔Noom 같은 기업들은 약물 복용자를 위한 전용 근력 운동 프로그램과 고단백 식단 서비스를 출시했다. 약이 근육을 갉아먹는다면, 운동과 영양으로 그 구멍을 메우겠다는 전략이다.

일상의 불편, 메스꺼움

외모의 급격한 노화나 근손실 외에도, 사용자들이 감내해야 할 일상의 대가가 있다. 바로 소화기 부작용이다. 임상 시험 참가자의 약 44%가 메스꺼움(오심)을, 24%가 설사를 경험했다. 속이 울렁거리고 화장실을 들락거리는 불편함은 이 약의 기본값에 가깝다.

이유는 약의 작동 방식과 맞닿아 있다. 약이 위에서

소장으로 넘어가는 배출 속도를 지연시키면 포만감은 커지지만, 그 대가로 메스꺼움·구토·속쓰림이 따라올 수 있다. 흥미로운 점은 이 불쾌한 부작용이 사용자의 식사 패턴을 강제로 재편한다는 것이다. 많은 경우 변화는 메뉴보다 양에서 먼저 나타난다. 햄버거를 먹던 사람은 햄버거를, 피자를 먹던 사람은 여전히 피자를 찾는다. 하지만 예전처럼 배가 부를 때까지 밀어 넣으면 즉각적인 고통(구토감)이 따른다는 사실을 몸이 학습하게 된다. 결국 좋아하는 음식을 먹되, 부작용이 오기 직전까지만 먹고 내려놓는 식으로 타협하게 되는 것이다.

물론 여기에도 역설은 존재한다. 시간이 지나 몸이 약에 적응하면 메스꺼움은 줄어든다. 삶의 질은 나아지지만, 아이러니하게도 일부 사용자는 이를 두고 약효가 떨어졌다며 불안해하기도 한다. 그동안 식욕을 억제해주던 강력한 브레이크(울렁거림)가 느슨해졌다고 느끼기 때문이다.

그럼에도 불구하고 주목할 숫자는 따로 있다. 임상 중단율은 단 7%에 불과했다. 뒤집어 말하면, 93%의 사람은 그 메스꺼움을 기꺼이 참고 견뎠다는 뜻이다. 이유는 단순하다. 며칠간 속이 더부룩한 불편과, 주요 심혈관 사건(심근경색·뇌졸중) 위험이 20% 줄어드는 이익. 이 두 가지를 저울질했을 때, BMI 35인 고도비만 환자에게 답은 명확하기 때문이다.

위마비라는 과장된 공포

2023년 여름, 미디어는 〈위고비가 위마비를 일으킨다〉는 자극적인 헤드라인을 쏟아냈다. 기사만 보면 위장이 마비되어 영원히 소화가 안 되는 끔찍한 부작용이 도사리고 있는 것처럼 보였다. 여기에 담석증 위험까지 더해지며 공포심을 부채질했다. 물론 부작용을 아는 것은 중요하다. 하지만 이 공포에는 분명 과장된 측면이 있다.

먼저 위마비라는 용어부터 정리하고 넘어가자. GLP-1 계열 약물은 애초에 위 배출을 지연시키는 것이 핵심 기전이다. 음식을 위에 오래 머물게 해 포만감을 주는 것이 약의 정상적인 작동 방식이다. 이 때문에 메스꺼움이나 더부룩함이 흔하다. 하지만 이런 기능적 지연이 병적인 수준의 위마비(위장 근육이 멈춰 소화가 아예 안 되는 상태)를 뜻하는 건 아니다. 진짜 위마비는 극히 드물다.

담석증 이슈도 비슷한 맥락이다. 이는 약 자체의 독성이라기보다 급격한 체중 감량에서 흔히 따라오는 부작용이다. 초저칼로리 식단으로 굶어서 빼든 비만 치료를 위해 위절제수술을 하든 담석 위험이 증가한다. 체중이 급격히 줄면 담즙 흐름이 달라지고 원래 가지고 있던 기존 담석이 담관을 막아 담낭염으로 이어질 수 있다. 담석증은 약 때문에 생긴다기보다 살이 너무 빨리 빠져서 생기는 문제에 가깝다.

물론 부작용이 드물다는 말이 없다는 뜻은 아니다. 복통이 칼로 찌르듯 심하거나 구토가 지속되고 식사를 못할 정도로 증상이 이어진다면 단순한 적응 과정으로 넘기지 말고 병원을 찾아야 한다. 하지만 큰 그림을 놓치지 말자. 이 계열의 약은 20년 넘게 임상에서 사용되어 왔다. 만약 심각한 위마비가 빈번했다면, 심장마비 위험을 숨겼던 바이옥스처럼 진작에 시장에서 퇴출당했을 것이다. 공포는 늘 팩트보다 빠르게 퍼진다.

약물 의존인가, 장기적 관리인가

어쩌면 부작용보다 더 무거운 대가는 〈평생〉이라는 단어일지 모른다. 2024년 발표된 연구 결과에 따르면 위고비 복용자의 대다수가 약물 사용 첫 15개월 동안 평균적으로 체중의 10%를 감량했으며, 약물 복용을 지속하는 동안 4년에 걸쳐 그 감량된 체중을 유지한 것으로 나타났다. 일단 체중 감량의 대부분이 달성되고 나면, 약물 복용을 유지하는 한 다시 체중이 증가하는 요요 현상은 나타나지 않는다. 하지만 약을 끊으면 많은 경우 1년 안에 감량한 체중의 3분의 2가 다시 돌아온다. 사람들은 이를 두고 요요 현상이 온다며 약을 비난하거나 평생 약에 의존해야 하느냐고 묻는다.

하지만 시각을 바꿔보자. 약이 치료제라면 평생 쓰는 것은 의존이 아니라 관리다. 고혈압 환자가 혈압약을 끊으면 혈압이 다시 올라가고, 당뇨 환자가 당뇨약을 끊으면 혈당이 치솟는다. 우리는 이걸 두고 요요라고 부르거나 약물 중독이라고 비난하지 않는다. 그저 만성 질환의 관리라고 부른다. 비만 역시 완치되는 병이 아니라, 평생 관리해야 하는 만성 질환이라면 장기적으로 약을 사용해야 하는 것은 당연한 일이 아닐까.

〈비만은 항생제를 먹고 나면 상황이 종료되는 감염병 같은 것이 아닙니다. 우리가 다루는 고혈압이나 당뇨병, 혹은 다른 여러 만성 질환과 전혀 다르지 않아요. 즉, 약물을 지속적으로 사용하며 관리해야 하는 질병이라는 뜻입니다.〉 워싱턴 체중 관리 및 연구 센터의 소장인 도메니카 루비노Domenica Rubino는 오젬픽, 위고비, 마운자로 같은 비만 치료제를 비만의 〈영구적인 완치제〉로 여기는 인식이 확산되는 것에 대한 답답함을 이렇게 토로했다.

그렇다면 평생 이 약을 끊지 못하고 고용량으로 맞아야 한다는 뜻일까? 꼭 그렇진 않다. 목표 체중에 도달했다면, 그때부터는 전략이 바뀐다. 전력 질주가 끝나고 유지 관리 모드로 전환하는 것이다.

ABC 뉴스의 의학 전문 기자이자 비만 전문의인 제니퍼 애쉬튼Jennifer Ashton 박사는 〈장기 복용 시에는 의사와 협력하여 용량을 낮추거나 투여 빈도를 줄이는 개인 맞춤형 처방이 가능하다〉고 설명한다. 「환자가 목표 체중에 도달하면 의사들은 이렇게 제안합니다. 〈좋아요, 이제 용량을 낮춰봅시다. 그다음에는 투여 간격을 늘려보는 거죠.〉 매주 맞던 주사를 2주에 한 번, 즉 한 주는 맞고 한 주는 쉬는 방식으로 바꾸는 겁니다. 이러한 〈격주 투여〉 방식은 앞으로 공식적인 유지 요법의 표준이 될 가능성이 높습니다.」

즉, 약에 의존해 끌려가는 것이 아니라, 약을 도구로 삼아 내 몸의 상태를 조율하는 것이다. 만약 앞서 말했듯 이 약이 하이엔드 영양제나 노화 방지제라면? 그래도 논리는 같다. 그때 평생은 질병 관리가 아니라 건강한 상태 유지가 된다.

우리는 피부 노화를 막기 위해 평생 로션을 바르고, 근육을 유지하기 위해 평생 운동을 한다. 흰머리를 감추기 위해 주기적으로 염색을 하고, 주름을 펴기 위해 보톡스를 맞는다. 누구도 〈로션을 한 번 발랐는데 왜 평생 발라야 하냐〉고 따지거나, 〈운동을 멈췄는데 왜 근육이 빠지냐〉고 화내지 않는다. 최적화된 상태를 유지하려면 지속적인 비용과 노력이 들어간다는 걸 본능적으로 알기 때문이다.

이 약이 비만 환자에게는 생명줄이고 일반인에게는 젊음의 구독료라면, 중단한 뒤 효과가 사라지는 건 약의 결함이 아니라 자연스러운 이치다. 그러니 진짜 질문은 〈평생 맞는 게 문제인가?〉가 아니다. 〈평생 사용할 만큼 이 약이 안전하고, 내 삶에서 그 값을 지불할 가치가 있는가?〉여야 한다.

저울질: 누구를 위한 약인가

여기서부터는 〈약이냐 영양제냐〉의 이분법 논쟁이 아니라, 누구에게 이 약이 합리적 선택이냐의 문제다. 같은 약이라도 누구에게는 생명줄이고, 누구에게는 사치품이며,

누구에게는 회색지대의 도박이 된다. 결국 답은 숫자와 맥락의 조합으로 갈린다.

현재 식약처가 허가한 처방 기준은 명확하다. 초기 BMI 30 이상인 비만 환자, 혹은 BMI 27 이상이면서 고혈압·당뇨·이상지질혈증·수면무호흡 등 동반 질환이 있는 경우다. 이 기준을 토대로, 우리는 세 가지 저울질을 해볼 수 있다.

첫째, BMI 30 이상, 또는 BMI 27 이상에 심혈관 질환이 함께 있다면 저울은 한쪽으로 확 기운다. 혜택이 대가를 압도한다. 이 구간은 공식적인 치료 영역이다. 특히 BMI 27 이상이면서 이미 심혈관 질환을 앓고 있는 환자에게 이 약은 단순한 체중 감량제가 아니다. 주요 심혈관계 사건(사망, 심근경색, 뇌졸중)의 위험을 막아주는 생명줄이다. 메스꺼움이 불편하고, 근손실을 막기 위해 운동과 단백질 전략이 필요하더라도, 얻는 편익이 너무 크다. 이 사람에게 위고비, 마운자로는 미용 약이 아니라 질병을 꺾는 치료제다. 답은 명확하다. 써야 한다.

둘째, BMI 27 미만이며 건강한 사람이 미용 목적으로 접근한다면 어떨까. 의학적 가이드라인의 관점에서는 결론이 명확하다. 처방 기준 바깥이며, 건강상 이득보다 부작용과 비용이라는 대가가 더 크다. 얻는 것은 체형의 미세 조정뿐인데 치러야 할 근손실이나 장기 복용의 불확실성은 과하기 때문이다. 하지만 시장의 논리는 다르다. 누군가에게는 〈옷 태가 살아나는 기쁨〉이나 〈자기 만족〉이라는 주관적

편익이, 잠재적 부작용이라는 위험보다 더 크다고 느껴지기 때문이다. 실제로 수많은 사람이 이미 이 계산기를 두드리고, 의학이 아니라 미용의 논리로 이 약을 구매하고 있다.

「요즘은 거의 〈디자이너 오젬픽〉 같은 사례를 보고 있어요. 〈고도비만〉이라고 우리가 부르는 사람들보다는, 〈마지막 10~20파운드(약 4.5~9kg)만 더 빼고 싶다〉는 사람들이죠.」 뉴욕 맨해튼의 성형외과 의사 앨런 마타라소Alan Matarasso, LA 타임스와 인터뷰 중

문제는 셋째다. BMI 27~30이며 내장지방이 많고, 가족력이 있고, 혈압·혈당·지방간이 경계선에 걸쳐 있는 사람들. 여기가 가장 넓고, 지금 시점에서 가장 뜨거운 논쟁이 벌어지는 지점이다. 혜택과 대가가 비슷하게 맞선다. 의학은 〈쓸 수도 있다〉고 말하고, 경제는 〈부담된다〉고 말하며, 개인은 〈가치관에 달렸다〉고 답한다. 바로 이 회색지대가 약이 영양제의 영토로 넘어오는 순간을 만든다. 치료와 향상의 언어가 겹치기 시작하는 곳이기 때문이다. 이 회색지대가 커질수록, 약은 처방이 아니라 구독의 상품이 된다.

비만약이 처음 등장했을 때의 질문은 단순했다. 〈비만을 치료할 수 있는가?〉 하지만 대사 리모델링, 장수 약물 같은 언어가 등장한 뒤 질문은 바뀌었다. 〈정상인도 더 건강해지기 위해 써도 되는가?〉

선을 어디에 그을까? 아니, 애초에 선을 그을 수 있을까? 그리고 더 근본적으로는, 선을 그어야 할까?

이 질문이 불편한 이유는 간단하다. 우리는 이미 향

상의 세계에 살고 있기 때문이다. 카페인은 집중력을 올리고, 니코틴은 긴장을 풀고, 보톡스는 얼굴을 바꾸며, 레이저는 피부를 재설계한다. 운동, 단백질, 수면, 루틴, 앱, 웨어러블… 우리는 이미 평생을 바쳐 자신을 최적화하고 있다. 비만약은 그 흐름을 단지 한 단계 더 밀어붙였을 뿐이다. 영양제가 하던 일을, 약이 더 확실한 효과로 실현해버린 시대가 온 것이다.

그래서 이 약은 치료제로만 읽으면 계속 어긋난다. 이 약은 이제 명백히 향상의 언어로 읽어야 한다. 알버트 아인슈타인 의과대학 노화연구소장인 니르 바질라이Nir Barzilai 박사는 위고비 같은 약이, 미래에는 마치 사람들이 일반 영양제를 챙겨 먹듯 질병 예방을 위한 장기적인 계획의 일부가 될 수 있다고 본다. 건강한 사람들이 노화를 늦추기 위해 비타민이나 영양제, 특히 항산화제를 습관적으로 복용하는 것이 (비록 그 효과에 대한 실제 연구 결과가 기대와는 다를지라도) 이미 보편적인 관행인 것처럼 위고비도 그렇게 될 수 있다는 생각이다.

「이 약(GLP-1)은 내가 원래 하던 것—건강하게 먹고 운동하는 것—의 효과를 한 단계 더 끌어올려줬어요.」 테니스 챔피언 세레나 윌리엄스, 피플지와 인터뷰 중

결국 이 저울질의 끝에서 우리는 각자의 이익을 다시 정의하고 있다. 누군가에게 이익은 사망과 심혈관 사건 위험을 낮추는 것이지만, 누군가에게는 옷 태와 자존감이며,

누군가에게는 어제보다 더 완벽하게 튜닝된 몸 그 자체이기 때문이다.

욕망은 죄가 될 수 있는가

냉정하게 계산기를 두드려보자. 앞서 나열한 오젬픽 페이스, 근손실, 소화기 장애 같은 부작용들은 분명 존재한다. 하지만 그것들이 이 거대한 흐름을 막을 수 있을까? 그럴 수 없을 것이다. 이 약이 주는 유익benefit이 위험risk보다 압도적으로 크기 때문이다.

인류는 언제나 더 건강하게, 더 잘 작동하게, 그리고 더 아름답게 자신을 개조하고 싶은 욕망을 품어왔다. 그동안 우리는 그 욕망을 실현하기 위해 비타민을 먹고, 콜라겐을 바르고, 홍삼을 달여 마셨다. 우리는 알게 모르게 영양제에 의존해 왔다. 하지만 효과는 미미하거나 불분명했다.

그런데 이제, 그 욕망을 확실하게 실현해 줄 강력한 약이 등장했다. 이 약은 단순히 살을 빼주는 것을 넘어 심장을 보호하고, 염증을 없애며, 노화를 지연시킬지도 모른다. 효능이 불확실한 영양제의 자리를, 효능이 확실한 약물이 대체하는 건 시간문제다. 사람들은 기꺼이 약간의 메스꺼움을 감수하고서라도 〈더 나은 나〉를 위해 지갑을 열 것이다. 이것이 시장이 폭발하고 있는 진짜 이유다.

GLP-1 약물 연구의 선구자 중 한 사람인 대니얼 드러커Daniel Drucker 토론토대 교수는 이 약이 뇌, 심장, 혈

관, 간, 신장 및 전신에 미치는 광범위한 이점으로 인해 공중
보건에 혁명을 일으키고 있다고 지적한다. 약의 사용 범위
는 앞으로 더욱 확대될 가능성이 크다.

그렇다면 이제 남은 건 의학적 질문이 아니라, 도덕
적 질문이다. 아픈 곳이 없는 정상 체중의 사람이, 단지 더
완벽한 몸을 갖기 위해 이 강력한 약물을 사용하는 것은 정
당한가? 누군가는 이를 두고 노력 없이 결과를 얻으려는 도
덕적 해이라고 비난한다. 〈땀 흘려 얻지 않은 건 가치가 없
다〉는 오래된 신념이다. 반면 누군가는 과학의 힘을 빌려 자
신을 최적화하는 현명한 선택이라고 옹호한다. 우리는 시력
이 나쁜 사람이 안경을 쓰는 것을 두고 속임수라고 말하지
않는다는 것이다.

「살을 빼는 유일한 방법이 록키 발보아처럼 계단을 뛰
어오르는 것뿐이라고 믿지 마세요.」 버지니아, 뉴욕타임스와 인터뷰 중
우리는 지금 치료와 향상의 경계가 무너지는 시대의
최전선에 서 있다. 약이 영양제의 영토를 침범했을 때, 우리
는 이 현상을 축복으로 받아들여야 할까, 아니면 인간성의
상실로 경계해야 할까?

이 딜레마 위에서, 사회는 이미 분열하기 시작했다.
누군가는 처방 기준을 넓히자고 말하고, 누군가는 약을 구
하지 못해 발을 동동 구르며, 누군가는 SNS에 비포/애프터
사진을 올리며 욕망을 증폭시킨다. 이 거대한 혼란의 소용
돌이 속으로, 이제 한 걸음 더 들어가 보자.

03
의사·약사·인플루언서의 다른 언어

과학적 근거와 매혹적인 서사의 대결

위고비를 이긴 사람들: 게임은 아직 끝나지 않았다

위고비와 마운자로라는 무적의 함대가 나타났을 때, 세상은 비만과의 전쟁이 곧 종식될 것이라 믿었다. 하지만 현실은 그렇게 단순하지 않다. 모든 약에는 예외가 존재한다. 실제 임상시험에서도 위고비 투약자의 약 10~15%는 기대만큼의 감량 효과를 보지 못하는 비반응자non-responders로 분류된다. 위고비가 안 되면 더 강력한 마운자로로 갈아타 보지만, 그곳에서도 여전히 저울의 바늘이 움직이지 않는 사람들이 존재한다. 내 주변에도 농담처럼 〈나는 위고비를 이겼다〉고 말하는 친구들이 몇 있다.

강력한 약조차 뚫지 못한 생물학적 불응의 벽 앞에서, 사람들은 다시 답을 찾아 나선다. 의사가 〈당신은 약이

들지 않는 체질〉이라며 마침표를 찍을 때, 그 마침표 뒤에 숨은 말줄임표를 찾아 그들은 진료실 밖으로 향한다. 바로 이 지점에서, 약과 영양제 사이의 끝나지 않은 두 번째 게임이 다시 시작된다.

안 듣는 사람은 정말 안 듣는 걸까

먼저 숫자부터 정리해 보자. 비반응자를 가르는 기준은 비교적 간단하다. 체중 5% 감량. 보통 임상에서는 이 선을 넘으면 약이 효과가 있다고 본다. 그런데 위고비에서도 대략 10~15%는 이 기준을 넘지 못한다*.

하지만 조금 더 자세히 살펴보면 여기에는 두 종류의 안 듣는 사람이 섞여 있다.

종류 1. 진짜 비반응자: 〈배고픈 뇌〉와 〈배고픈 장〉의 엇박자

단지 운이 없어서가 아니다. 모든 비만이 같은 모양은 아니기 때문이다. 과학자들은 그 이유를 유전자와 체질에서 찾고 있다. 메이요 클리닉의 안드레스 아코스타Andres J. Acosta 박사 팀은 비만 환자를 몇 가지 유형으로 나누었는데, 그중 흥미로운 것이 배고픈 뇌와 배고픈 장이라는 개념이다.

배고픈 뇌 유형은 먹고 나서도 충분하다는 신호가 늦

---

* STEP-1 임상 시험에서 세마글루타이드 2.4mg(위고비 용량)은 68주 후 86.4%가 최소 5% 감량을 달성했다. 뒤집으면, 약 13.6%는 5% 문턱을 넘지 못했다는 뜻이다.

게 올라오는 쪽이다. 같은 양을 먹어도 뇌의 보상·식욕 회로가 쉽게 꺼지지 않는 것이다. 어떤 사람은 밥 한 공기(약 200~300킬로칼로리)만 먹어도 포만감을 느끼지만, 배고픈 뇌를 가진 사람은 무려 2,000킬로칼로리를 밀어 넣어야 뇌가 배부르다는 신호를 띄우는 식이다.

반면 배고픈 장 유형은 음식이 위장을 너무 빨리 빠져나가 포만감이 오래 버티지 않는 쪽에 가깝다. 먹는 순간에는 배가 부른데, 돌아서면 금세 허기가 다시 올라온다.

연구에 따르면 GLP-1 계열 약물은 위 배출을 늦추고 포만감을 오래 지속시키는 작동 방식 덕분에 배고픈 장 유형에게는 효과가 좋았다. 하지만 배고픈 뇌 유형에게는 상대적으로 효과가 떨어졌다. 이들에게는 뇌의 식욕 중추를 직접 타격하는 큐시미아(펜터민/토피라메이트) 같은 약이 더 잘 들을 수도 있다. 말하자면, 위고비가 안 듣는다는 건 당신의 의지가 약해서가 아니라, 당신의 비만 유형이 위장의 문제가 아니라 뇌의 회로 문제일 수 있다는 뜻이다. 약이 당신에게 맞지 않는 옷이었던 셈이다.

종류 2. 체감 비반응자: 약은 분명 듣지만, 본인이 기대한 변화의 속도가 안 나오는 사람

의학적 관점에서 보면 반응자다. 하지만 삶의 체감으로는 비반응자다. 〈내 친구는 3달 만에 10kg 빠졌다는데, 나는 왜 3kg이야?〉 애초에 출발점이 다르면 결과도 달라진다.

고도비만이 아닌 사람이 약을 쓰면 절대적인 감량 폭이 작게 보이기 쉽고, 초반 적응을 위한 저용량 구간, 사용 기간, 생활습관 같은 변수도 복잡하게 얽힌다. 그럼에도 불만은 생긴다. 과학의 평균이 설명하는 세계와, 내가 매일 거울에서 보는 세계 사이에 틈이 벌어지기 때문이다. 사람은 늘 그 틈을 메우는 이야기를 찾아 나간다.

더 강한 약으로 가면 해결될까? 티르제파타이드(마운자로/젭바운드 계열)는 전반적으로 더 많은 사람이 5% 이상 감량에 도달하지만, 거기서도 안 움직이는 사람은 남는다. 기적은 확률을 바꿔줄 뿐, 예외를 없애진 못한다.

갈라지는 질문들

예외는 단지 체중계 숫자만의 문제가 아니다. 비반응자는 대개 더 일찍, 더 절박하게 다음 질문으로 넘어간다. 〈그럼 용량을 더 올리면 되나?〉 〈주기를 바꾸면?〉 〈같이 먹는 영양제(혹은 약) 조합이 있나?〉 〈나는 음식은 그대로인데 왜 안 빠지지?〉 〈혹시 내 몸이 망가진 건가?〉

이 질문들에 대해 누가 답을 주느냐에 따라 운명이 갈린다. 여기서부터, 의료인(의사·약사)의 언어와 인플루언서의 언어는 극명하게 갈라진다.

의료인의 언어: 평균을 지키는 말

의료인의 언어는 통계와 안전에 기반한다. 짧고 정확

하다. 한 개인을 보지만, 동시에 그 개인을 둘러싼 수천 명의 그림자—가이드라인, 보험 기준, 부작용 보고, 법적 책임—까지 같이 본다. 그래서 의사·약사의 말은 구조적으로 조심스러울 수밖에 없다.

〈일단 3~6개월은 해봅시다.〉

〈용량은 단계적으로 올려야 합니다.〉

〈부작용이 있으면 중단하고 평가해야 합니다.〉

〈운동과 단백질이 같이 가야 해요.〉

〈당뇨가 있으면 감량이 덜할 수 있습니다.〉

〈다른 약(항우울제, 항정신병약 등)이 영향을 줄 수 있어요.〉

틀린 말은 하나도 없다. 문제는 맞는 말이 항상 사람을 움직이진 않는다는 점이다. 체감 비반응자에게 이런 설명은 너무 자주 마침표로 들린다. 사람들은 지금 당장 답이 필요하다. 저울이 멈춘 건 오늘이고, 다음 결혼식은 한 달 뒤이며, 친구들 모임은 2주 뒤다. 사용자는 절박한데, 의료인의 언어는 속도를 늦춘다. 안전을 위해서, 근거를 위해서, 책임을 위해서. 그 의도와 무관하게 이런 조심스러움은 때로 〈여기까지가 끝〉이라는 통제로 번역된다.

의료인에게 비만 치료제는 철저히 확률과 데이터의 영역이다. 그들은 〈임상에서 평균적으로 체중의 15% 감소 효과가 입증되었으며, BMI 30 이상의 환자에게 권장됩니다〉라고 건조하게 말한다.

인플루언서의 언어: 나를 위한 해킹

만족하지 못한 사람들이 검색창을 열면 전혀 다른 세계가 펼쳐진다. 인스타그램의 탐색 탭은 의학의 언어를 그대로 전달하지 않는다. 플랫폼은 사실을 서사로 바꾸고, 평균을 사례로 바꾸며, 조심스러운 권고를 확신으로 바꾼다. 이곳에서 15% 감소라는 추상적인 수치는 설 자리가 없다. 대신 울고 웃는 자극적인 표정의 썸네일과 함께 인생 역전이라는 서사가 부여된다. 의사가 치료를 처방할 때, 인플루언서는 변화를 약속하는 서사를 만든다. 사람들은 진료실의 딱딱한 데이터보다, 화면 속 유튜버의 떨리는 목소리와 드라마틱한 비포/애프터 사진 한 장에 더 쉽게 끌린다.

인스타그램(혹은 유튜브)의 게시물은 대개 이런 식으로 시작한다.

〈위고비 맞으면 이렇게 됨〉

〈찐 경험자가 뜯어말리는 이유(부작용)〉

〈이런 분은 맞지 마세요〉

〈사용 시 이것부터 끊으세요〉

〈위고비 vs. 마운자로 총정리 10가지〉

SNS 속 비교표는 명쾌하다. 위고비는 근손실이 〈매우 심함〉이고 마운자로는 〈심함〉이라고 딱 잘라 등급을 매긴다. 하지만 현실은 이보다 복잡하다. 두 약 모두 체중이 크게 줄면 그중 일부는 제지방(근육·수분 등)에서 빠질 수밖에 없다. 일부 연구에서 마운자로의 GIP 작용이 근육 감소를 약간 방어해 줄 수도 있다는 가설이 제기되긴 했으나, 〈위고비는 매우 심하고 마운자로는 덜하다〉라고 단정할 만큼 임상적으로 확립된 차이는 아니다.

근손실은 약의 성분 차이보다 감량 폭과 속도, 그리고 단백질 섭취·근력운동·연령 같은 조건에 더 크게 좌우된다. 인플루언서의 세계에서 이런 조건들은 썸네일에 담기지 않는다. 그들에게 더 중요한 것은 팔로워가 직관적으로 이해하고 반응할 수 있는 〈급 나누기〉다.

기억하자. 근손실은 약 비교표로 해결되는 문제가 아니라, 감량 설계로 관리되는 문제다—속도, 단백질 섭취, 근력운동, 그리고 연령.

인플루언서의 언어는 또한 빠르고, 친절하고, 무엇보다 말줄임표가 많다. 가능성을 열어둔다는 뜻이다.
〈이렇게 하면 될 수도 있어요〉
〈이 조합을 더하면 변합니다〉
〈여기서 막히는 사람은 대부분 《이걸》 안 해서 그래요〉
〈내가 겪어봤는데, 진짜 답은 따로 있더라〉

의료인의 언어가 〈표준〉이라면, 인플루언서의 언어는 〈예외〉다. 의료인의 언어가 〈평균〉이라면, 인플루언서의 언어는 〈나〉다. 체감 비반응자가 가장 듣고 싶은 말은 평균적 통계가 아니라 나의 예외를 설명해주는 문장이다. 인플루언서는 바로 그 지점을 파고든다.

이 세계에서는 부작용조차 소비되는 방식이 다르다.

약사는 약을 건네며 신중하게 경고한다. 〈메스꺼움이나 구토가 있을 수 있으니 소량부터 시작하세요.〉 안전을 위한 가이드라인이다. 하지만 SNS 세계에서 이 부작용은 콘텐츠가 된다. 〈위고비 찐경험자가 뜯어말리는 이유〉, 〈맞으면 이렇게 됨(위장 마비 그림)〉, 〈20kg 감량이 쓸모없게 된 썰〉.

주의는 경고로, 경고는 공포로 과장되기 쉽다. 붉은색 위장 그림이나 〈절대 맞지 마세요〉라는 문구는 의학적 조언이라기보다, 클릭을 위한 어그로aggro에 가깝다. 의학적 부작용은 이곳에서 〈지옥 체험담〉이라는 자극적 서사로 재가공된다.

사람들은 의료진의 이성적인 권고보다, 인플루언서가 전하는 날것의 공포에 더 민감하게 반응하며 흔들린다. 그리고 그 공포를 해결해 줄 비법(영양제 조합, 주사 팁)을 내놓는 것 또한 인플루언서다. 병도 주고 약도 주는 이 완벽한 서사 구조 안에서, 의료인의 심심한 진실은 설 자리를 잃는다.

과학으로 시작해, 구매로 끝나는 문장

의료인의 언어가 평균을 지키는 마침표라면, 인플루언서의 언어는 예외를 부르는 말줄임표다. 이 메커니즘이 실제로 어떻게 작동하는지 보여주는 사례가 있다. 바로 전 세계적인 혈당 스파이크 열풍을 이끈 건강 인플루언서, 글루코스 가디스Glucose Goddess다. 그녀의 홈페이지에 게시된 〈GLP-1: 당신이 꼭 알아야 할 과학과 해킹GLP-1: Science and Hacks You MUST Know〉이라는 콘텐츠를 보자. 제목부터 이미 메시지는 정해져 있다. 〈반드시 알아야 하는 해킹.〉 의학이 가이드라인이라는 단어로 말하는 영역을, 플랫폼은 해킹이라는 단어로 번역해 버린다.

그녀의 화법은 3단계로 이루어진다.

1단계: 과학적이며 친절한 생물학 강의(권위 획득)

첫 장면은 놀라울 만큼 교과서적이다. GLP-1이 무엇인지, 어디서 분비되는지, 장-뇌 축이 어떻게 작동하는지, 위 배출 지연이 왜 포만감을 만드는지, 설명은 매끄럽고 친절하다. 장의 L세포, 미주신경, 시상하부 같은 단어들이 등장하고, 문장 끝에는 〈read study〉라는 링크가 붙는다. 그녀의 말이 단순한 주장이 아니라, 논문에 근거한 과학이라는 인상을 주는 장치다. 여기서 독자는 〈이건 유튜브 썰이 아니라 과학〉이라는 인상을 받는다. 정보 전달이 아니라 신뢰 확보를 위한 단계다.

2단계: 약에 대한 공포와 회의 심기(틈새 공략)

다음 장면에서 서사는 급격히 바뀐다. 비만약(오젬픽, 위고비)의 단점이 빠르게 나열된다. 근손실, 빠른 요요, 메스꺼움과 복부 팽만. 의료인의 언어가 〈가능하다/드물다/개인차가 있다〉를 기본값으로 둔다면, 인플루언서는 위험을 더 또렷하고 확정적인 그림으로 그린다.

〈약은 효과가 좋지만, 근육량도 30%나 빠지게 합니다. 약을 끊으면 1년 안에 체중의 2/3가 다시 돌아오죠.〉

틀린 말은 아니다. 하지만 글루코스 가디스는 그 사실들을 모아 〈약은 인위적이고 위험하며, 지속 불가능하다〉는 프레임을 짠다. 이내 결론이 이어진다. 〈대부분의 사람에게는 자연적인 방법이 더 안전하고 지속 가능하다.〉

여기서 중요한 건 사실의 진위가 아니라 결론의 방향이다. 통계는 원래 해석의 여지를 남겨두는데, 인플루언서의 문장은 그 여지를 줄인다. 〈어떤 사람에겐 득이 크다〉가 아니라, 〈대부분에겐 자연이 낫다〉로 정리된다. 공포가 만들어지고, 독자는 자연스럽게 다음 페이지로 끌려간다. 이제 독자가 듣고 싶은 문장은 하나다. 〈그럼 나는 뭘 하면 되는데?〉

3단계: 자연스러운 해결책과 제품의 등장(구원과 판매)

공포가 자리잡은 틈에 기다렸다는 듯 〈자연적 해킹 natural hacks〉이 제안된다. 음식 순서 바꾸기, 단백질 먼저 먹기, 그리고 천연 성분으로 GLP-1 늘리기. 그러다 결정적 한 방이 등장한다. 먼저 레몬 추출물인 에리오시트린 eriocitrin이 GLP-1 생성을 돕는다는 논문을 인용한다. 하지만 곧바로 현실적 한계를 지적한다. 〈효과를 보려면 레몬주스 1.3리터를 마셔야 해요. 불가능하죠?〉

독자가 〈그럼 어떡하지〉라고 생각할 찰나, 구원투

수가 등장한다. 〈다행히 과학자들이 이걸 농축한 에리오민Eriomin을 만들었습니다.〉 그리고 자연스럽게 이어지는 마무리. 〈에리오민은 제 제품인 《안티-스파이크anti-spike》의 핵심 성분입니다.〉

끝단에는 가격표(₩80,000), 〈한국 출시 알림 받기〉, 〈무료 PDF 다운로드〉까지 등장한다. 무료 자료는 선물 같지만, 마케팅 언어로 번역하면 리드 마그넷lead magnet이다. 〈내 편이 되면 더 많은 해킹을 알려주겠다〉는 약속이다.

이 구조의 놀라운 점은, 거짓말보다 진실의 배열에 있다. 하나하나 떼어 놓고 보면 틀린 말이 아닐 수 있다. 하지만 문장들이 순서대로 놓이면, 독자는 특정 결론으로 걷게 된다. 〈약은 위험하다 → 자연이 더 낫다 → 자연적으로 해결하려면 결국 이 제품이 필요하다.〉

인플루언서의 언어는 예외를 팔지만, 실제로는 예외를 상품화 가능한 방향으로 유도한다. 의료인이 말하지 못하거나 말하기 꺼리는 문장—당신 같은 예외는 이렇게 해 볼 수도 있다—그 빈칸을 인플루언서가 채운다. 그리고 그 빈칸의 끝에는, 종종 구매 링크가 붙는다.

과학적 결론을 스스로 내렸다고 느끼는 사람들은 의사의 처방전보다, 내가 주도적으로 선택한 〈해킹〉에서 더 큰 효능감을 느낀다. 비록 그 해킹의 비용이, 생각보다 비싸더라도. 문제는 그 사람이 비합리적이라서가 아니다. 그런 결정이 나도록 과학과 공포와 구원을 한 줄로 이어 붙이는 데

플랫폼이 최적화되어 있기 때문이다.

자연의 오젬픽, 효과는 어느 정도일까

사실 억울한 것은 인플루언서가 아니라, 그들이 판매하는 영양제 그 자체일지도 모른다. 틱톡과 인스타그램에서는 이들을 〈자연의 오젬픽〉이라 부르며 일부 국가에서 품절대란을 일으켰지만, 약학적 관점에서 이 별명은 틀렸다. 위고비, 마운자로 같은 비만약은 GLP-1 호르몬을 모방해 뇌와 장의 신호 체계를 재설정하는 기술인 반면, 대부분의 보충제는 그만큼 크고 지속적인 변화를 만들도록 설계되지 않았기 때문이다.

하지만 별명이 틀렸다고 해서 성분들이 무가치한 것은 아니다. 오히려 이들은 체중 감량이라는 과도한 기대를 걷어낼 때 비로소 제 자리를 찾는다. 다이어트 약이 아니라, 혈당·지질·장 기능 같은 대사 컨디션의 보조 장치로 놓으면 이야기가 달라진다.

독자들의 지갑과 건강을 위해, 자연의 오젬픽으로 불리는 대표 주자들의 성적표를 냉정하게 매겨보자.

① 베르베린berberine: 오젬픽이 아니라 〈자연의 메트포르민〉 쪽에 더 가깝다

가장 뜨거운 감자는 베르베린이다. 매자나무나 골든실 같은 식물에서 추출한 이 성분은 수천 년 전부터 중국과 인도, 중동의 전통 의학에서 상처, 감염, 설사, 기타 위장 질환을 치료하는 데 쓰여 왔다. 우리에게 익숙한 배탈 약 정로환에도 소량 들어있는 성분이다. 최근 연구는 혈압과 혈당 등 대사 관리에 도움이 될 수 있는지에 주로 초점을 맞추고 있다.

[진실] 베르베린을 〈자연의 오젬픽〉이라 부르기보다는, 차라리 〈자연의 메트포르민〉에 가까운 성격이라고 설명하는 편이 더 솔직하다. 베르베린은 세포 내의 AMPK 같은 에너지 대사 경로와 인슐린 민감성을 개선하는 쪽으로 연구되어 왔다. 일부 연구에서는 (메트포르민만큼은 아니더라도) 혈당·지질 수치·인슐린 저항성 지표가 개선되는 경향이 보고된다. 대사증후군 위험이 있거나 혈당이 경계선인 사람에게는, 생활습관을 보조하는 도구가 될 수 있다.

[한계] 다만 이걸 〈살 빠지는 주사〉의 대체품으로 기대하면 결과는 실망스럽다. 여러 임상 연구를 종합해보면 베르베린 섭취로 기대할 수 있는 체중 감량은 평균적으로 1kg, 많아도 2kg 내외다. 오젬픽이 체중의 15%를 덜어내는 것과는 비교 자체가 불가능하다. 통계적으로는 유의미할지 몰라도, 비만 치료의 관점에서는 사실상 체감하기 힘든 수치다. 요약하면, 베르베린은 당신의 대사 성적표를 도울 수는 있지만, 당신의 바지 사이즈를 오젬픽처럼 줄여주지는 않는다.

참고로, 현재 국내에서 시판되는 베르베린 제품은 건

강기능식품이 아니라 일반 식품(과채가공품)이다. 해외 직구가 답인 것처럼 말하는 콘텐츠도 있지만, 해외 제품이라고 자동으로 기능성이 보장되는 건 아니다. 보충제는 브랜드별 함량·순도 차이가 생길 수 있다는 구조적 변수를 원래 안고 간다. 이런 문제는 해외 제품이라고 예외가 아니다.

② 녹차: 살이 빠진다기보다, 건강에 도움이 되는 음료

〈녹차를 마시면 GLP-1 호르몬이 나온다〉는 틱톡 영상은 수백만 조회수를 기록했다. GLP-1이라는 단어가 요즘 얼마나 강력한 주문처럼 쓰이는지 보여주는 장면이다. 2,000년 전 고대 중국에서 녹차를 체중 감량 도구로 칭송했다니 아마도 가장 오래된 다이어트 방법 중 하나일 것이다.

[진실] 녹차의 카테킨(EGCG)과 카페인 성분이 에너지 대사와 지방 연소에 약간의 도움이 된다는 근거는 있다. 항산화, 항염증 관련 연구도 많다. 하지만 효과의 크기는 작다. 체중 감량은 대개 1kg 안팎에 불과하며, 이 정도면 식단으로도 충분히 얻을 수 있는 수준이라 임상적으로 큰 의미를 부여하기 어렵다. 녹차는 여러 건강지표에 조금씩 기여할 여지가 있는 좋은 음료로 봐야 한다.

[한계] 하지만 녹차는 오젬픽과 같은 약이 될 수 없다. 식욕 억제 효과를 보려면, 매일 물배가 찰 정도로 엄청난 양을 마셔야 한다. 녹차뿐만 아니라 어떤 음식을 먹든지 GLP-1은 미세하게 분비될 수 있다. (GLP-1은 식후에 인체에

서 분비하는 호르몬이다.) 문제는 지속시간이다. 식사로 올라간 GLP-1은 금방 사라진다. 반면 주사제는 며칠 동안 배경음처럼 지속되며 효과를 발휘한다. 둘은 체급이 다르다. 녹차는 훌륭한 음료지만, 기적의 다이어트 물약은 아니다.

③ 차전자피: 화학적 해킹이 아닌 물리적 포만감

최근 미국 젊은 층 사이에서 〈저렴한 오젬픽〉으로 불리며 힙한 아이템이 된 식이섬유다. 저탄수화물 식단이나 글루텐 프리 베이킹 재료로도 쓰인다.

[진실] 차전자피는 수용성 식이섬유로 물을 만나면 약 40배까지 팽창하는 성질이 있다. 위장 내에서 젤리처럼 부풀어 물리적으로 포만감을 늘리고, 장운동을 도와 배변 활동을 원활하게 한다. 장에서 콜레스테롤 흡수를 막아 일부 사람에게는 혈중 콜레스테롤 수치를 낮추는 효과가 나타나기도 한다. 식전에 먹으면 혈당 스파이크 방지에도 도움이 될 수 있다. 변비, 설사에 도움이 될 수 있으며, 나이 든 성인이 안전하게 오래 사용 가능한 변비약 성분이기도 하다. 다만 물을 충분히 마시지 않으면 오히려 변비를 악화시킬 수도 있다. 과일, 채소로 섬유질을 충분히 섭취하는 게 이상적이지만 그게 잘 안 되는 사람이라면 시도해볼 만하다.

[한계] 위고비, 오젬픽의 방식과는 다르다. 오젬픽이 뇌의 식욕 중추를 건드려 배고픔을 잊게 만드는 생화학적 개입이라면 차전자피는 단지 배를 채워 덜 들어가게 만드는

물리적 장치에 가깝다. 배를 채울 수는 있어도 식탐 자체를 삭제해주지는 못한다. 칼로리 섭취가 줄어들면 몇 시간 뒤 식욕이 다시 솟구칠 수도 있다.

문제는 성분이 아니라 기대치다

이 성분들은 죄가 없다. 베르베린, 녹차, 차전자피는 각자의 영역에서 서포터 역할을 할 수 있다. 나 역시 베르베린을 먹고 녹차를 마신다. 다만 나는 이것들을 비만약 대체품이 아니라, 내 컨디션을 조금 더 나은 방향으로 밀어주는 보조 장치로 둔다.

문제는 마케팅이 이 서포터들을 체급이 다른 링 위에 억지로 올렸다는 점이다. 오젬픽과 위고비는 뇌의 중추신경계를 포함한 신호 체계를 조작하는 강력한 스트라이커다. 그런데 인플루언서와 판매자들은 서포터에게 〈스트라이커와 똑같다〉는 과장된 라벨을 붙여 소비자를 유혹한다.

셀럽인 코트니 카다시안이 출시한 〈GLP-1 데일리〉 캡슐도 마찬가지다. 식물 추출물이 GLP-1 분비에 관여할 가능성이 거론될 수는 있다. 그러나 그 가능성을 주사제처럼 드라마틱한 변화로 믿게 만든다면 선을 넘은 것이다. 이럴 때 과학은 설명이 아니라 마케팅을 위한 장식에 불과하다.

소비자들은 효과가 없어서가 아니라, 기대치가 잘못 설정되었기 때문에 배신감을 느낀다. 베르베린을 먹고 혈당이나 지질 지표가 조금 나아졌다면 나쁠 게 없다. 하지만 베르베린을 먹고 10kg이 빠지길 기대했다면 실패로 끝날 수밖에 없다. 또한 보충제에 부작용이 없는 것도 아니다. 베르베린은 설사, 변비, 가스 등 위장 장애를 흔하게 일으키며 더 심각한 경우, 용량이 너무 높으면 메스꺼움과 구토를 유발할 수 있다. 약과의 상호작용도 조심해야 한다. 녹차와 차전자피는 일부 약의 효과를 떨어뜨릴 수 있고 베르베린은 약효를 강화해서 문제가 될 수 있다.

과체중, 비만의 솔루션을 찾으려는 소비자의 여정은 까딱하면 이렇게 흐르기 쉽다. 강력한 신약(위고비, 마운자로)에서 출발해, 부작용과 비용이 두려워 만만한 영양제(자연)로 이동하는 귀결. 어떤 이에게는 이것이 합리적인 건강 관리가 되지만, 어떤 이에게는 희망 고문이 된다.

여기까지의 흐름은 약에서 영양제로였다. 그런데 욕망이 작동하는 방향이 반대로 흐르는 시장이 있다. 영양제(자연)에서 출발해, 효과가 부족하다며 기어이 의학적 관리가 필요한 주사로 걸어 들어간다. 영양제로 시작해 주사기로 끝나는 곳, 바로 내 아이의 키를 1cm라도 더 키우고 싶은, 키 성장 이야기로 넘어가 보자.

04
성장을 주사하다

**성장호르몬 주사와
SNS 후기 사이의 상관관계**

지난 100년간 전 세계에서 키가 가장 급격하게 자란 사람들은 누구일까? 거인들의 나라, 네덜란드인일까? 아니다. 한국인이다. 100년 전, 한국 여성의 평균 키는 142cm에 불과했다. 당시 미국 여성 평균키 159cm보다 한 뼘 가까이 작았다. 하지만 지난 1세기 동안 한국 여성은 무려 20cm, 남성은 15cm나 자랐다. 지난 세기 동안 전 세계인이 거의 다 키가 커지긴 했지만 한국인의 성장은 압도적이다. 전 세계 평균 성장 폭을 훨씬 웃도는, 인류 역사상 유례없는 폭풍 성장이다.

비결이 뭘까. 미국의 디지털 미디어 복스Vox는 그 비결을 경제 성장과 영양에서 찾는다. 1961년 한국인의 하루 섭취 칼로리는 2,100킬로칼로리에 불과했지만, 2013년에는

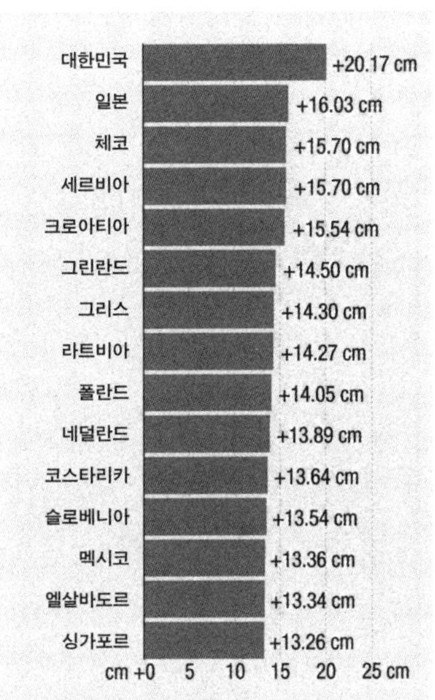

자료: NCD Risk Factor Collaboration(NCD-RisC)
대상: 200개국 18세 남녀 약 1,860만 명 (1914년~2014년)

100년간 18세 여성 평균 키가 가장 많이 자란 나라

3,300킬로칼로리를 넘어섰다. 영아 사망률은 20%에서 0.2%로 급감했다. 한국인의 폭풍 성장을 가능하게 건 의학적 시술이 아니라, 굶지 않게 된 역사와 감염병 위험이 줄어든 환경이었다.

한국인의 성장이 환경 덕분이라는 것을 보여주는 마음 아픈 비교 사례가 있다. 바로 북한이다. 유전적으로 같은 한국인인 북한 주민들은 1940년대까지만 해도 남한 사람들과 키가 똑같았다. 하지만 지금은 어떤가? 북한은 기근과 폐

쇄적인 체제로 인해 성장이 멈췄고, 남한은 계속 자랐다. 그 결과 두 체제의 키 격차는 돌이킬 수 없을 만큼 벌어졌다. 이 비극적인 자연실험은 우리에게 중요한 교훈을 준다. 〈환경이 뒷받침되지 않으면 유전자는 힘을 못 쓰지만(북한), 환경이 받쳐주면 그 다음부터는 유전자가 거의 대부분을 결정한다(남한).〉

하지만 이제 우리는 인정해야 한다. 밥심으로 크던 시대는 끝났다. 키의 개인차는 유전의 영향이 크지만, 한 사회의 평균 키를 끌어올리는 건 영양·감염·위생 같은 환경이다. 한국은 지난 반세기 동안 경제 성장으로 그 환경 점수를 이미 상위권까지 끌어올렸다. 과거처럼 〈먹을 게 없어서〉 못 크는 문제는 크게 줄었다. 이제 남은 변화폭은 폭풍 성장이 아니라 미세 조정의 영역이다.

숫자도 이런 현실을 보여준다. 40년간 전체 평균 키는 컸지만, 최근 20대의 키 성장세는 둔화하고 있다. 2004년 인체치수조사에서 20대 평균 키는 남성 173.2cm, 여성 160.0cm였다. 그런데 2021년 조사에선 20대 남성 174.4cm, 여성 161.3cm로 집계됐다. 17년 동안 늘어난 폭이 남성 1.2cm, 여성 1.3cm에 그친다. 한 세대가 바뀌는 시간 동안 폭풍 성장이 아니라 미세한 이동만 있었다는 뜻이다.

이런 변화폭은 한국인이 유전적으로 클 수 있는 생물학적 천장biological ceiling에 이미 머리가 닿았음을 의미한다. 컵에 물이 가득 찼는데, 거기에 비싼 물을 더 붓는다고 컵이 커지지는 않는다. 넘쳐흐를 뿐이다. 그런데 시장은 여전히 〈부족한 영양을 채워주면 더 큰다〉고 속삭인다. 모자람이 없는 아이들에게까지 이제는 음식이 아니라 호르몬·주사·시술이 더 큰 키를 가져다 줄 거라고 약속한다. 이제 우리의 질문은 바뀌어야 한다. 〈무엇을 더 먹일까〉가 아니다. 〈유전자가 결정해 놓은 이 견고한 벽을, 과연 돈과 약물로 뚫을 수 있는가? 그리고 그 시도는 정당한가?〉 이 챕터는 바로 그 도전에 관한 이야기다.

한국은 네덜란드가 될 수 있을까?

인류 역사의 대부분 동안 키는 비교적 안정적이었다. 전쟁과 흉년이 반복되던 시대에는 먹는 것 자체가 불안정했고, 병에 걸리면 아이가 자라기 전에 생이 끝나곤 했다. 그래서 1800년 무렵까지 유럽의 평균 키는 큰 폭으로 오르지 못했다.

그런데 지난 200년 동안 이상한 일이 벌어졌다. 키가 개인의 특징이 아니라 사회 변화의 지표처럼 움직이기 시작한 것이다. 많은 유럽 국가에서 평균 키가 가파르게 상승했고, 특히 네덜란드에서 두드러졌다. 19세기 중반까지만 해도 네덜란드인은 유럽에서 가장 키 작은 축에 속했지만, 20세기를 지나며 가장 큰 나라의 이미지를 굳혔다. 네덜란드 남성의 평균 키는 1810년 166cm에서 오늘날 184cm로, 불과 2세기 만에 18cm나 성장했다. 현재 네덜란드 남성은 세계에서 가장 키가 크다.

키와 건강은 발달 과정에서 비슷한 요인에 의해 좌우된다. 핵심은 영양이다. 몸이 커지고, 뼈와 근육이 자라며, 장기와 뇌가 발달하려면 에너지가 들어와야 한다. 그런데 아이가 먹은 에너지는 전부 성장에 쓰이지 않는다. 몸은 생존을 우선한다. 장기간의 스트레스는 호르몬 환경을 뒤흔들며, 고된 육체노동도 성장에 필요한 에너지를 앗아간다. 감염병은 성장의 에너지를 면역으로 돌려버린다. 그래서 감염 부담이 큰 환경에서는 평균 키가 늦게 오르기 쉽다. 실제로 아마존 열대 우림처럼 감염 부담이 큰 지역에 사는 어린이는 세균, 바이러스, 기생충 감염과 싸우느라 성장이 늦어지는 경우가 많다.

쉽게 말해 키는 이렇게 정의할 수 있다. 〈얼마나 먹었는가〉가 아니라 〈먹은 에너지가 얼마나 성장으로 남았는가〉—즉, 순영양net nutrition의 기록이다. 이 정의 안에는 질병과 스트레스가 자연스럽게 들어온다. 실제로 네덜란드의 역사 자료를 바탕으로 한 여러 연구들도 반복적이거나 장기적인 질병 경험이 성인 신장의 감소와 연결될 수 있음을 보여준다.

가정 환경도 키에 흔적을 남긴다. 네덜란드 역사 자료는 부모의 사망, 특히 어머니의 부재가 아이의 성장에 불리하게 작용했음을 보여준다. 키는 개인의 유전적 잠재력만이 아니라, 돌봄의 구조까지 반영한다. 한 문장으로 요약히면, 키는 사춘기가 끝날 때까지의 삶이 남긴 영수증이다. 무엇을 먹었는지, 얼마나 자주 아팠는지, 얼마나 오래 불안했는지, 누가 돌봤는지, 그 모든 것이 숫자로 남는다.

한국인은 이미 키 순위에서 아시아 1위가 됐다. 생존의 시대를 통과하면서 영양과 위생, 감염병 환경이 개선됐고, 사회 전체의 평균 키는 역사적으로 드문 속도로 상승했다. 문제는 그 다음이다. 우리가 가장 많이 자란 지금, 아이러니하게도 부모들의 불안은 역대 최고조에 달했다.

불안은 곧 시장이 된다. 2024년 기준 국내 키즈 건강기능식품 시장 규모는 2,599억 원으로 2020년 대비 약 52% 커졌다. 같은 해 성장호르몬제 시장 규모는 4,445억 원으로 2019년(1,488억 원) 대비 약 3배 가까이 확대됐다. 두 시장을 합치면 7,000억 원이 넘는다. 이런 해법은 효과가 있을까?

키 성장 건기식의 숨겨진 진실

부모들이 병원으로 가기 전, 가장 먼저 지갑을 여는 곳은 키 성장 건강기능식품 시장이다. 맘카페에는 〈이걸 먹고 방학 동안 5cm가 컸다〉는 간증이 넘쳐난다. 한때 쇼트트랙 국가대표 김아랑 선수가 텐텐을 하루에 13개씩 먹었다는 일화가 화제가 되며, 성인들 사이에서 품절 대란이 일어난 적도 있다. 하지만 냉정하게 따져보자. 김아랑 선수가 텐텐 덕분에 큰 것인지, 원래 클 유전자를 가지고 있었는데 마침 텐텐을 먹은 것인지는 아무도 모른다. 검증할 방법이 없다.

내 키가 큰 이유를 확인해 줄 비교 대상—나와 똑같은 유전자를 가졌지만 텐텐을 먹지 않은 또 다른 나—이 존재하지 않기 때문이다. 이것이 바로 개인적 경험이 가진 함정이다.

과학은 개인의 일화 대신 통계와 대조군을 본다. 이 시장의 대표 원료인 〈황기추출물 등 복합물(HT042)〉의 인체적용시험 데이터를 보자. 만 7~12세 어린이를 대상으로 12주(3개월)간 섭취하게 한 결과, 섭취군은 대조군보다 0.33cm(3.3mm) 더 자랐다. 3.3mm. 스마트폰 충전 케이블 두께 정도다. 고작 이 정도 차이로 기능성을 인정해줬다는 비난이 빗발치자, 식약처는 2017년 해당 원료에 대해 재평가를 했다. 이번에는 24주로 기간을 두 배 늘려 만 6~8세 어린이 129명에게 섭취시켰다. 결과는 어땠을까? 대조군과의 차이가 0.29cm. 3개월 연구(0.33cm)보다 오히려 0.04cm 줄어들었다. 기간을 두 배로 늘렸는데 효과는 더 작아진 것이다. 그런데도 식약처는 이런 결과가 문제가 없다며 종전대로 기능성을 인정하는 쪽을 고수했다. 식품위생법률연구소 김태민 변호사는 이를 두고 최초 승인한 것을 취소할 경우 해당 업체의 행정소송 및 손해배상 청구소송이 두려워 사실상 물러서기 어려웠을 것이라는 해석을 내놨다.

이런 추세는 계속되고 있다. 어린이 키 성장에 도움을 준다는 식약처 개별인정을 받은 원료 가짓수가 이제 넷으로 늘어났다. 유산균발효굴추출물(FGO)은 대조군 대비 24주 동안 0.87cm, 한삼덩굴추출분말은 24주 동안 0.90cm

더 성장해 결과도 꽤 그럴듯해 보인다. 업체들은 이런 차이를 근거로 성장 속도가 빨라졌다고 홍보하며, 이 속도가 계속 유지되면 4~5년 뒤엔 엄청난 차이가 날 것처럼 말한다. 부모 입장에서 흔들릴 만하다. 6개월에 0.9cm라면 1년이면 1.8cm, 5년이면 9.0cm가 더 큰다는 게 아닌가. 하지만 여기에는 숨은 맹점이 있다.

성장에서 중요한 건 이번 학기 성적이 아니라 졸업 성적이다. 잠깐 빨라졌다고 해서 최종 키가 그대로 벌어지는 건 아니다. 대부분의 경우 몸은 속도를 조절하고, 뒤에서 따라잡는다. 말하자면 캐치업catch-up 성장이다.

이걸 확인하는 가장 확실한 방법은, 반대로 성장을 억제하는 약이 장기적으로 얼마나 영향을 남기는지 보는 것이다. 소아 천식 치료에 쓰이는 흡입형 스테로이드(ICS)가 대표적이다. 이 약은 기관지 염증을 가라앉히는 데는 매우 효과적이지만, 치료 초기에 성장 속도가 잠깐 떨어질 수 있다는 우려가 오래전부터 있었다. 성장판의 세포 분열을 방해하여 뼈가 자라는 걸 억제할 수 있기 때문이다. 그래서 미국 연구진은 CAMP(Childhood Asthma Management Program)라는 대규모 연구에서 아이들을 무작위 배정해 약을 쓰게 하고, 성인이 될 때까지 10년 넘게 추적했다.

결과는 어땠을까. 치료 초기 1~2년 동안은 성장 속도가 눈에 띄게 느려졌다. 하지만 거기까지였다. 성장 속도는 초기에 조금 흔들렸지만 시간이 지나며 격차는 크게 누적되지 않았다. 우리 몸이 어떻게든 원래 성장궤적을 따라잡으려 힘을 쓴 셈이다. 결국 그 10년의 줄다리기 끝에 남은 최종 결과는 고작 1.2cm의 차이에 그쳤다. 심지어 약을 바꿔도 결과는 비슷했다. 2019년 코크란 리뷰Cochrane Review에 따르면, 성장에 방해가 덜 된다는 약으로 종류를 바꾸거나 흡입 기구를 교체해도 그로 인해 얻을 수 있는 키의 이득은 1cm 미만(0.8~0.9cm)이었다.

ADHD(주의력결핍 과잉행동장애) 치료제도 마찬가지다. 특히 메틸페니데이트 성분의 약물은 중추신경을 자극해 식욕을 떨어뜨리고 성장을 방해한다는 우려가 있다. 이런 이유로 방학 기간에는 약을 잠시 중단하는 약물 휴지기를 고려하기도 한다. 실제로 치료 초기 1~2년 동안 성장 속도가 소폭 낮아졌다는 보고도 있다. 하지만 이 역시 일시적인 속도의 문제다. 약물 치료를 장기적으로 받은 아이들이 성인이 되었을 때, 치료받지 않은 아이들과의 최종 키 차이는 약 1.29cm에 불과했다. 치료 초기에 체중이 줄고 성장 곡선이 잠깐 눌리는 아이들이 있지만 최종 키로 가면 그 차이가 작아진다. 성장 속도가 흔들려도, 인체는 마지막 결과를 원래에 가깝게 보정하는 방향으로 움직인다.

이 데이터가 시사하는 바는 분명하다. 6개월 데이터를 5년으로 곱하는 단순 계산은 어린이 키 성장에 통하지 않는 공식이다. 성장판을 건드리는 약, 식욕을 줄이는 약조차도 10년 이상 장기적 관점에서 보면 최종 키 차이는 평균

1cm 남짓으로 정리되는 경우가 많다. 이런 장기 연구 결과는 자녀가 혹시 덜 자랄까 걱정하여 천식이나 ADHD의 약물 치료를 두려워하는 부모에게 안심을 준다. 동시에 보여주는 사실은 하나다. 최종 키를 바꾸는 일은 생각보다 어렵다는 것이다.

키 성장을 약속하는 건강기능식품이 6개월 단기간의 결과만을 제시하는 데는 이유가 있다. 장기간 추적하면 초기 차이가 누적되지 않거나 오히려 사라질 수 있다. 값비싼 투자에 비해 얻는 것이 거의 없는 셈이다. 하지만 욕망은 그대로 남는다. 대한소아내분비학회 조사 결과, 부모들이 바라는 자녀의 이상적인 키는 아들 180.4cm, 딸 166.7cm였다. 현재 20대 평균 키보다 약 5cm 더 큰 수치다. 이제 부모의 시선은 영양제에서 약으로 향한다.

성장호르몬: 치료와 튜닝 사이의 줄타기

효과가 불분명한 영양제 대신 부모들은 더 강력한 약을 찾아 병의원으로 향한다. 바로 성장호르몬 주사다. 맘카페에서는 〈키수저〉를 물려주지 못한 미안함을 덜어줄 거의 유일한 동아줄로 거론되기도 한다. 그렇다면 성장호르몬은 정확히 무엇이며 어떻게 작용할까?

성장호르몬은 우리 뇌의 깊은 곳, 뇌하수체 전엽에서 분비되는 성장 신호 전달 물질이다. 혈관을 타고 전신을 순환하는 성장호르몬은 간에서 IGF-1(인슐린유사성장인자) 생성을 촉진하고, IGF-1이 뼈 끝부분의 성장판에 도착하면, 연골 세포를 자극해 뼈의 길이 성장을 돕는다.

성장호르몬은 하루 종일 찔끔찔끔 분비되는 게 아니라, 특정 시간대에 맥박 치듯 뿜어져 나온다. 하루 분비량의 약 60~70%가 잠든 뒤에 나온다. 밤 10시에서 새벽 2시에 나온다는 속설이 있지만, 잠자리에 드는 시간은 절대적 기준이 아니다. 핵심은 깊은 잠이다. 잠든 뒤 1~2시간 후 깊은 수면(non-REM 3단계)에 들어갈 때 폭발적으로 분비된다.

운동은 수면 다음으로 강력한 성장호르몬 자극제다. 특히 숨이 찰 정도로 대근육을 쓰는 고강도 운동을 할 때 분비량이 평소의 10배에서 20배까지 치솟을 수 있다. 우리 몸의 설계도는 명확하다. 아이가 푹 자고, 땀 흘려 뛰어놀 때 뼈를 키우는 스위치가 켜지도록 세팅되어 있다.

성장호르몬 주사를 둘러싼 논쟁의 핵심은 하나다. 이 주사는 질병을 고치는 치료인가, 아니면 정상 범위를 넘어서는 신체 튜닝인가.

성장호르몬 결핍증(GHD), 터너증후군, 만성 신부전처럼 의학적 원인이 명확한 경우라면 답은 분명하다. 이때 성장호르몬은 선택이 아니라 필수다. 성장판과 IGF-1 축에 문제가 생겨 정상적인 성장이 불가능한 아이에게, 이 주사는 잃어버린 기능을 회복시키는 치료다. 건강보험이 적용되고, 의학적 논란도 거의 없다.

문제는 지금 성장클리닉을 가득 메운 아이들 대다수

가 이런 환자가 아니라는 데 있다. 호르몬 수치는 정상이지만 단지 또래보다 키가 작다는 이유로 병원을 찾는 아이들이다. 이들 중에는 특발성 저신장(ISS)으로 진단되는 경우도 있지만, 그렇지 않은 경우도 많다. 설령 특발성 저신장이라 해도, 의학적으로는 정상 분포의 하단에 속할 뿐 치료가 필요한 질병 상태는 아니다.

그런 이유로, 규제 기준이 엄격한 편인 유럽의약품청(EMA)은 미국(FDA)과 달리 특발성 저신장에 대한 성장호르몬 사용을 공식적으로 승인하지 않았다. 키가 작은 것은 인류의 자연스러운 다양성일 뿐 고쳐야 할 질병이 아니기에, 건강한 아이에게 부작용 위험이 있는 약물을 투여할 의학적 명분이 없다고 판단한 것이다.

치료가 승인된 미국에서도 전문가들의 시선은 싸늘하다. 미국 소아내분비학회(PES)는 최신 가이드라인을 통해 이 경우에 대해 단호하게 선을 긋는다. 〈특발성 저신장 아동에게 성장호르몬 치료를 일상적으로 권장하지 않는다.〉

이유는 단순하다. 기대할 수 있는 이득에 비해 치러야 할 대가가 지나치게 크기 때문이다. 학회의 분석에 따르면, 이 치료로 최종 키를 겨우 1인치(2.54cm) 더 키우기 위해 드는 비용은 약 5만 2천 달러(약 7,200만 원)에 달한다. 불확실한 2.5cm를 얻기 위해 중형차 두 대 값을 태워야 하는 셈이다.

1cm의 가격표

성장호르몬 치료를 둘러싼 논쟁은 결국 숫자로 수렴한다. 감정과 기대를 걷어내고 나면 남는 질문은 가성비의 문제다. 얼마만큼을 얻기 위해 얼마를 치르는가.

먼저 한 가지는 분명히 짚고 넘어가야 한다. 근거의 수준이다. 앞서 살펴본 키 성장 건강기능식품은 12~24주짜리 단기 데이터만 있을 뿐, 그 아이들이 성인이 되었을 때 실제로 키가 더 컸는지에 대한 장기 추적 데이터는 전무하다. 과학적 관점에서 보면, 효과가 있다고 말하기 어려운 수준에 가깝다.

성장호르몬 주사는 다르다. 논란은 있지만, 효과가 있다는 의학적 근거는 분명히 존재한다. 여러 메타분석 결과를 보면, 특발성 저신장(ISS) 아동이 치료를 받았을 때 성인 최종 키가 평균 4~6cm 증가한다. 일부 관찰 연구에서는 7cm 이상의 효과를 보고하기도 한다. 그럼에도 불구하고, 우리는 이 통계 뒤에 숨겨진 불편한 각주들을 읽어야 한다.

전문가들은 성장호르몬 임상시험을 평가하는 일이 매우 까다롭다고 토로한다. 연구마다 기준이 제각각인 데다, 무엇보다 중도 탈락률이 높기 때문이다. 주사를 맞아도 효과가 없는 아이들은 중간에 치료를 포기하고 연구에서 빠져나간다. 반면 효과가 좋은 아이들은 끝까지 남아 데이터에 포함된다. 즉, 결과값이 효과가 좋은 아이들 쪽으로 편향될 수밖에 없는 구조다. 심지어 대조군(주사를 안 맞은 그룹)

이 없는 연구도 많아, 주사 덕분에 큰 건지 원래 클 때가 되어서 큰 건지(자연적 따라잡기 즉 캐치업 성장) 구분하기 어려운 경우도 허다하다. 이런 한계 속에서 내려진 의학적 결론은 냉정하다. 성장호르몬 치료는 성인 최종 키를 소폭 증가시킨다. 기적적이 아니라 소폭 증가다.

그럼에도 분명한 사실 하나는 남는다. 성장호르몬은 건기식 같은 맹물은 아니다. 뼈를 자라게 하는 실체적인 힘을 가진 약물이다.

문제는 과학적 평균이 내 아이의 개별적 성공을 보장하지 않는다는 점이다. 4~6cm라는 수치는 수천 명의 데이터를 합친 평균값일 뿐이다. 정규분포 곡선 안에는 7cm 이상 크는 대박 사례도 있지만, 수천만 원을 쓰고도 1~2cm 성장에 그치거나 심지어 치료 효과가 전혀 없는 쪽박 사례도 엄연히 존재한다.

그렇다면 왜 어떤 아이는 10cm가 크고, 어떤 아이는 1cm도 안 크는 걸까? 그 비밀은 특발성 저신장(ISS)이라는 모호한 진단명 안에 숨어 있다. 이 진단명은 병명이 아니라, 사실상 〈원인을 모르겠다〉는 뜻의 의학적 분류다. 이 그룹 안에는 ①정말로 건강한데 유전적으로 작은 아이와 ②검사로는 안 나오지만 미세한 유전자 변이나 호르몬 저항성이 있는 아이가 섞여 있다.

여기서 호르몬 저항성이란, 몸속에 성장호르몬(연료)은 충분한데 뼈가 그 신호를 못 알아듣는(엔진이 둔감한) 상태를 말한다. 이런 아이들에게 외부에서 생리적 범위를 넘어서는 고용량의 주사를 투여하면, 마치 귀가 어두운 사람에게 소리를 지르듯 강제로 신호를 전달해 키를 키울 수 있다. 운 좋게 이 케이스에 해당하면 그래프의 오른쪽(성공)으로 간다. 하지만 단순히 유전적으로 작은(건강한) 아이라면? 아무리 고용량을 쏟아부어도 엔진은 반응하지 않고, 부작용 위험만 커진다. 문제는 지금의 의학 기술로는 주사를 맞기 전까지 내 아이가 반응할 아이인지 반응하지 않을 아이인지 완벽히 가려낼 방법이 없다는 점이다. 치료 효과를 극대화하기 위해 5세에서 사춘기 초기 사이에 시작하는 것이 좋다고 하지만, 이 역시 확률을 높일 뿐 결과를 보장하지는 못한다. 결국 부모는 수천만 원의 비용과 아이가 매일 밤 겪어야 할 주사 바늘의 고통을 판돈으로 걸고, 결과를 알 수 없는 복불복 게임에 뛰어드는 셈이다.

또다른 문제는 기대치다. 성장호르몬 치료를 고민하며 병원을 찾는 부모와 아이들은 종종 이 치료를 받으면 평균 키에 도달하거나, 적어도 또래와 비슷해질 것이라 기대한다. 하지만 설령 치료가 통계적으로 성공했다 하더라도, 대부분의 아이는 성인이 되었을 때 여전히 작은 키 범주에 남아 있을 가능성이 높다. 예를 들어 성인 예측 키가 155cm인 아이가, 기대치의 상단에 가까운 5cm를 더 얻었다 해도 최종 키는 160cm다. 치료 전 기대가 평균이었다면, 결과는 성공이 아니라 실망으로 느껴질 수 있다.

　반면, 비용은 확정적이다. 비급여 성장호르몬 주사 비용은 연간 약 1,000만 원 안팎이다. 여기에 성장판 촬영, 혈액 검사, 진료비가 더해진다. 치료를 4~5년 이어가면 총 비용은 수천만 원으로 불어난다. 웬만한 중형차 한 대 값, 혹은 아이의 대학 등록금 전체를 불확실한 키 성장과 맞바꾸는 셈이다.

　이 계산에는 빠진 항목이 있다. 아이가 치러야 할 비용이다. 성장호르몬 치료는 하루이틀의 이벤트가 아니다. 수년 동안, 거의 매일 밤 주사를 맞아야 한다. 주사 바늘이 찌르는 통증 자체보다 더 큰 문제는 반복적으로 전달되는 메시지다.

　〈너는 지금 이대로는 충분하지 않다.〉

　이 문장이 매일 몸에 새겨진다.

　이쯤 되면 치료는 더 이상 의학적 개입만이 아니다. 가족 전체의 생활 리듬을 바꾸는 프로젝트가 된다. 하루 일정은 주사 시간에 맞춰 조정되고, 아이는 또래와 다른 일상을 살아간다. 이 모든 부담을 감수한 끝에 얻는 결과는 평균적으로 몇 센티미터, 그것도 사후에야 확인할 수 있는 결과다.

　그래서 이 치료는 종종 의료라기보다 고가의 베팅에 가깝다. 기대수익은 불확실하지만, 투입 비용은 확정적이다. 그리고 그 베팅의 당사자는 의사도, 제약회사도 아닌 아이 자신이다.

안전성의 문제: 〈위험이 없느냐〉보다 중요한 질문

성장호르몬 치료를 둘러싼 또 하나의 핵심 쟁점은 안전성이다. 부모들이 가장 많이 묻는 질문은 대개 이것이다. 〈위험하지는 않나요?〉

이에 대한 약학적 답변은 비교적 명확하다. 표준 용량으로 사용되는 성장호르몬은 대체로 안전한 편이다. 문제는 부모 입장에서 이 말뜻을 오해하기 쉽다는 점이다. 성장호르몬 치료는 수십 년간 사용되어 왔고, 대규모 임상시험과 장기 추적 관찰 연구도 적지 않다. 그 결과를 종합하면, 현재 사용되는 용량 범위에서 치명적인 부작용이나 명백한 독성 신호는 매우 드물다. 그래서 성장호르몬 결핍증이나 터너증후군처럼 명확한 적응증이 있는 경우에는, 위험보다 이득이 훨씬 크다고 판단할 수 있다.

하지만 여기에는 중요한 전제 하나가 빠져 있다. 기존의 안전성 데이터 대부분은 치료가 필요한 환자들을 대상으로 축적되었다는 점이다. 즉, 본래 호르몬이 부족하거나 대사 과정에 문제가 있는 아이들에게 투여했을 때의 안전성이다. 호르몬 수치가 정상인 아이, 다시 말해 치료 대상이 아닌 아이에게 장기간 고용량의 성장호르몬을 투여했을 때의 안전성에 대해서는 완벽한 답을 얻기 어렵다.

임상 연구와 시판 후 감시 자료를 통해 보고된 성장호르몬의 부작용은 대부분 드물고, 관리 가능한 수준이지만 부모라면 반드시 알고 넘어가야 한다. 대표적 부작용을 아래에 정리했다.

성장호르몬의 대표적 부작용

1. 뇌압 상승(가성 뇌종양): 드물지만 뇌압이 올라가 심한 두통, 구토, 시야 흐림이 나타날 수 있다. 투약을 중단하면 대개 호전된다.

2. 고관절 문제(대퇴골두 골단 분리증): 급격히 키가 크면서 허벅지 뼈의 윗부분이 성장판에서 미끄러져 어긋나는 현상이다. 드물지만 무릎이나 엉덩이 통증, 절뚝거림이 나타나면 즉시 평가가 필요하다.

3. 혈당 조절 이상: 성장호르몬은 인슐린의 작용을 방해하는 성질이 있다. 표준 용량의 성장호르몬 치료가 소아에서 당뇨병을 유발한다는 명확한 증거는 없으나, 인슐린 저항성이 일시적으로 높아질 수 있어 주의 깊은 관찰이 필요하다.

4. 척추 측만증 악화: 척추가 휘어 있는 아이의 경우, 급성장으로 인해 휨 각도가 빠르게 진행될 수 있다.

우리가 안전성 논의에서 가장 예민하게 살펴봐야 할 지점은 용량이다. 특발성 저신장 아이들은 성장호르몬 결핍이 아니기 때문에, 추가적 성장 효과를 짜내려면 상대적으

로 더 높은 용량이 사용되는 경향이 있다. 실제로 일부 연구에서는 고용량 성장호르몬이 단기 성장 속도를 더 빠르게 만들 수 있음이 보고되었다.

하지만 세상에 공짜는 없다. 고용량 호르몬이 사춘기 시작을 앞당기거나 뼈 나이를 빠르게 진행시켜, 결과적으로 성장판이 더 빨리 닫히는 현상이 나타날 수 있다. 단기적으로는 쑥쑥 크는 것처럼 보이지만, 장기적으로는 클 수 있는 기간 자체가 단축되어 버린다는 역설이다. 속도를 올리기 위해 연료를 더 넣었더니, 정작 주행 거리가 줄어든 셈이다.

또 하나의 논란은 암 발생 위험이다. 성장호르몬과 IGF-1은 세포 증식을 촉진하는 신호 체계에 관여한다. 이론적으로는 암세포의 성장도 도울 수 있다는 우려가 제기될 수밖에 없다. 다행히 현재까지의 대규모 연구에서는, 표준 용량의 성장호르몬 치료가 소아에서 암 발생 위험을 유의미하게 증가시킨다는 명확한 증거는 없다. 다만, 증거가 없다는 말이 위험이 제로라는 뜻은 아니다. 특히 정상인 아이가 장기간, 고용량 사용했을 때의 위험에 대해서는 많은 불확실성이 남아 있다.

이 모든 데이터를 종합한 국제 가이드라인들의 결론은 놀라울 만큼 일치한다. 성장호르몬 치료는 필요한 아이에게는 비교적 안전한 치료이지만, 모든 아이에게 권할 만큼 가볍게 사용할 약은 아니다. 쉽게 말해, 성장호르몬은 위험해서 쓰지 말라는 독약이 아니지만 아무 아이에게나 권할 만큼 사소한 영양제도 아니다.

의료적 결정은 언제나 이득과 위험의 저울질이다. 당장 죽고 사는 문제(암, 심장병)라면 부작용 위험이 커도 치료를 감행한다. 하지만 최종 키를 불확실하게 4~6cm 늘리는 문제라면 기준은 달라져야 한다. 생명을 구하는 게 아니라 외모를 개선하는 선택이라면, 위험에 대한 기준은 훨씬 더 엄격하게 봐야 한다.

자존감은 주사기에서 나오지 않는다

부모들이 이 거대한 비용과 불확실성을 감수하는 진짜 이유는 키 그 자체가 아니다. 〈키가 작아서 기죽으면 어쩌지?〉라는 걱정, 즉 아이의 자존감과 삶의 질 때문이다. 키가 크면 아이가 더 행복하고 당당하게 살 것이라는 믿음이 지갑을 열게 한다.

하지만 지금까지 축적된 연구 결과는 이런 부모의 믿음과는 정반대 방향이다. 다수의 심리학 연구에서, 키가 작은 아이들이라고 해서 일반 아이들보다 자존감이 낮거나 사회적 적응력이 떨어진다는 증거는 없었다. 성장호르몬 치료를 받아 키가 커진 아이들과, 치료를 받지 않고 작게 자란 아이들의 성인기 삶의 질을 비교해도 유의미한 차이는 발견되지 않았다.

오히려 역설적인 결과가 나오기도 한다. 부모가 키에 집착하고 병원을 데리고 다니며 〈더 커야 한다〉는 메시지를 줄수록, 아이는 자신의 신체에 대해 더 큰 불만족과 열등감을 느낀다는 것이다. 자존감을 높여주려던 시도가 오히려 아이에게 신체 이미지 왜곡이나 신체 이형의 씨앗을 심어주는 꼴이다.

환경으로 넘을 수 없는 유전자의 벽

그렇다면 지난 수십 년간 우리가 아이들에게 쏟아붓은 고비용 고칼로리 투자는 어떤 성적표를 남겼을까? 최근 발표된 정부 통계(제8차 한국인 인체치수조사)를 보면 두 가지 뚜렷한 진실이 보인다. 하나는 환경의 승리이고, 다른 하나는 유전자의 방어다.

먼저, 긍정적인 소식이다. 잘 먹인 덕분에 다리는 길어졌다. 통계에 따르면 남성의 다리 길이 비율은 2004년 43.7%에서 2021년 45.3%로 늘어났다. 영양 상태가 좋아지면서 서구형 체형인 〈롱다리〉에 가까워진 것이다. 이는 분명 환경 개선이 만든 성공이다.

다만 여기서 잠깐, 통계가 증명하는 성공의 주체를 분리해 둘 필요가 있다. 이 변화는 성장호르몬 주사나 건기식이 만들어낸 성적표가 아니다. 사회 전체의 영양·위생·의료 환경이 좋아지면서 평균값 자체가 올라간, 말 그대로 환경의 승리다. 문제는 평균이 올라간 다음부터 게임의 규칙이 바뀐다는 데 있다. 그때부터 부모가 사려는 것은 성장이 아니라 추가 이득, 즉 튜닝이다.

하지만 반전이 있다. 우리가 그토록 바라던 비율의 벽이다. 키와 다리가 커지는 동안, 야속하게도 머리 역시 정직하게 같이 커졌다. 키가 크면 자연스럽게 8등신이 될 줄 알았지만, DNA는 냉정했다. 한국인의 두신지수(키를 머리 길이로 나눈 비율)는 7.3등신으로, 1990년대나 지금이나 거의 동일한 수준이다. 아무리 좋은 영양을 붓고 의학의 힘을 빌려도, 타고난 골격 비율이라는 유전자의 성역은 쉽게 흔들리지 않는다.

더 뼈아픈 대목은 속도다. 2024년 산업통상자원부 발표에 따르면, 성장 고점기(성장 속도가 가장 빠른 시점)가 남자 14~15세, 여자 13~14세로 나타나, 10여 년 전보다 약 2년 앞당겨진 것으로 나타났다. 과잉 영양이 불러온 〈사회적 성조숙증〉이라 부를 만하다. 우리가 아이들에게 먹인 그 많은 영양과 보양식이 키를 키우는 연료로만 쓰인 게 아니라, 성장 시계를 빨리 감는 가속 페달로도 쓰였다는 뜻이다.

이 지점에서 최근 10년간 폭발한 성장호르몬과 건기식 열풍의 역설이 드러난다. 부모들은 〈성장판이 빨리 닫힌다〉는 공포 때문에 주사를 맞히고 약을 먹인다. 하지만 아이러니하게도, 그 공포(성조숙증, 조기 마감)를 만든 원인 중 하나는 과도한 열량 섭취, 운동 부족, 수면 부족 같은 비자연적 라이프스타일이다. 우리는 아이들을 학원 의자에 앉혀 두느라 자연이 주는 성장호르몬(수면과 운동)을 차단했고, 그 죄책감을 씻기 위해 다시 비싼 돈을 들여 주사로 만든 성장호르몬을 주입하고 있다. 자연의 섭리(충분한 수면, 운동, 기다림)를 돈과 기술로 대체하려는 시도인 셈이다.

하지만 현재까지의 성적표는 〈8등신 아이돌〉이 아니다. 〈다리는 조금 길어졌지만 머리도 같이 커져 비율은 그대로인 채, 성장 시계만 빨라진 아이들〉이다. 우리는 성장의 〈기본값〉을 끌어올리는 데는 성공했지만, 그 위에 덧붙이려는 튜닝의 세계에서는 명확한 한계를 확인하고 있다.

확률과 기대치를 조정하는 일

이제 선택은 당신의 몫이다. 불확실한 미래의 5cm를 위해, 확실한 오늘의 자존감을 저당 잡힐 것인가? 진짜 용기는 더 많은 주사를 맞히는 데 있지 않다. 〈이 무의미한 경쟁은 우리 아이에게 필요 없다〉고 말하는 데 있다. 아이에게 필요한 건 인위적으로 늘린 5cm의 키가 아니라, 남과 비교하지 않아도 괜찮다는 부모의 단단한 태도다. 그 단단함 속에서 아이는 비로소 자기만의 속도로, 자기만의 높이까지, 가장 건강하게 자랄 것이다.

이 책에서 나는 약과 영양제를 〈맞다/틀리다〉의 흑백 논리로 재단하지 않으려고 한다. 현실은 대부분 그 사이 회색지대에 있기 때문이다. 어떤 성분은 분명히 작동한다. 다만 언제, 누구에게, 어느 정도로 작동하는지가 문제다. 반대로 어떤 성분은 완전히 거짓이기보다는, 과장된 기대가 문제다. 작은 가능성이 기적으로 포장되는 순간, 과학은 마케팅으로 변질된다.

약과 영양제를 고르는 일은 선악을 가르는 일이 아니라, 확률과 기대치를 조정하는 일에 가깝다. 어떤 선택은 분명히 이득의 확률이 높고, 어떤 선택은 손해(비용과 부작용)의 확률이 높다. 이제부터는 그 확률을 따져볼 차례다. 우리 식탁 위에 매일 올라오는 가장 흔한 영양제들—비타민, 오메가3, 유산균, 단백질—부터 하나하나 과학의 저울 위에 올려보자. 〈내가 지금 기대하는 게 과학인지 서사인지〉를 묻는 연습을 시작할 때다.

유전자가 정해준 키, 생활습관으로 바꿀 수 있을까?

성장호르몬 주사나 고가의 영양제에 기대기 전, 부모들이 가장 먼저 확인해야 할 것은 기본값이다. 노력으로 키를 얼마나 바꿀 수 있을까? 그리고 어떤 노력이 실제로 도움이 될까? 최신 연구들이 밝혀낸 키 성장의 진실을 정리했다.

1. 유전자가 8할, 하지만 남은 2할이 승부처다

과학자들은 한국처럼 영양 결핍이 드문 선진국에서는 키 차이의 약 80%는 유전적 요인으로 설명된다고 추정한다. 쌍둥이 연구 결과, 한쪽이 크면 다른 쪽도 클 확률이 매우 높았다. 하지만 나머지 20%는 영양과 같은 환경적 요인에 달려 있다. 지난 100년 사이 전 세계 평균 키가 커진 것은 유전자가 변해서가 아니라, 영양 상태가 개선되었기 때문이다. 유전자를 바꾸는 것은 불가능에 가까운 일이니 유전이 허락한 잠재력을 놓치지 않는 게 중요하다.

2. 18세, 닫히는 문: 타이밍이 전부다

아무리 좋은 음식을 먹어도, 대부분의 사람은 18~20세 이후에는 키가 더 크지 않는다. 뼈의 끝부분에 위치한 성장판이 닫히기 때문이다. 성장판이 딱딱한 뼈로 변해 닫히는 순간(여성 약 16세, 남성 14~19세), 길이 성장은 멈춘다. 따라서 생활습관의 효과는 원칙적으로 성장판이 닫히기 전에 집중된다.

3. 무엇을 먹어야 하는가: 칼로리와 단백질

성장기 아이에게 가장 중요한 건 특별한 식품 한 가지가 아니라 결핍이 생기지 않도록 충분히 먹는 것이다. 현대 사회에서도 비타민 D와 칼슘 결핍은 흔하며, 이는 뼈 건강과 성장에 불리하게 작용할 수 있다.

특히 단백질은 성장의 기본 재료다. 고단백 식사가 뼈를 약하게 한다는 속설과 달리, 충분한 단백질 섭취는 척추 뼈 밀도에 도움이 된다는 연구 결과가 많다. 끼니마다 적어도 20그램의 단백질을 섭취하는 식으로 단백질을 챙기는 게 도움이 된다.

4. 팩트 체크: 운동에 대한 오해와 진실

① 역기 들면 키 안 큰다? (거짓)

많은 부모가 웨이트 트레이닝이 성장판을 다치게 할까 걱정한다. 그러나 일반적으로 적절한 지도 · 자세 · 강도 아래에서 이뤄지는 근력운동이 성장을 방해한다는 근거는 찾아보기 어렵다. 오히려 근육과 뼈 건강, 체력 측면에서 이점이 있을 수 있다. 위험을 만드는 것은 근력운동 자체라기보다 무리한 중량, 잘못된 자세, 감독 부재다.

② 매달리기 하면 키 큰다? (일시적 변화)

철봉 매달리기나 거꾸리는 척추 디스크의 압박을 줄여 일시적으로 키를 아주 조금(약 1.5cm 내외) 커 보이게 할 수는 있다. 실제로 키는 하루 중에도 디스크 압박 때문에 소폭(대개 1cm 안팎) 변동할 수 있다. 하지만 이는 뼈 길이가 자라는 것이 아니라, 곧 되돌아오는 일시적 변화다.

③ 결론: 기본에 충실하라

성장판이 닫히기 전, 균형 잡힌 영양(특히 단백질, 칼슘, 비타민 D)을 공급하고 적절한 운동을 하는 것. 이것이 유전자가 허락한 최대치까지 도달하는 가장 확실한 방법이다. 성인이 된 후에는 자세 교정이나 근육 단련을 통해 체형을 보완할 수는 있어도, 뼈의 길이를 늘리는 방법은 현실적으로 수술 외에는 없다.

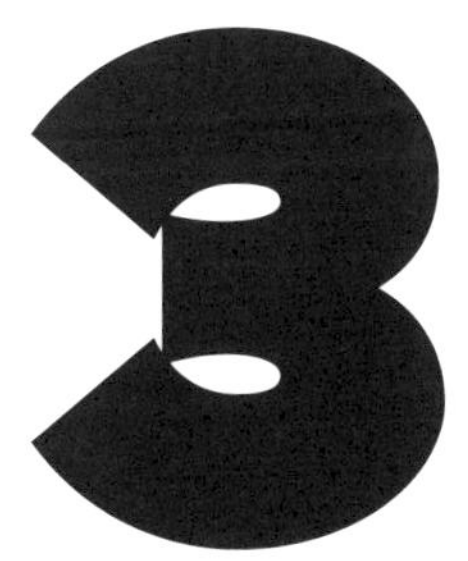

영양제의 시대

비타민과 프로틴의 환상

01
〈필수 영양제〉라는 신화

매년 1조 원어치의 비타민을
삼키는 이유

모든 것은 비타민에서 시작되었다. 비타민제는 영양제라는 거대한 세계관의 시초이자, 가장 기본이 되는 아이템이다.

2025년 국내 건강기능식품 시장 규모는 5조 9,626억 원으로 매출액 기준 상위 5개 기능성 원료는 홍삼, 프로바이오틱스, 종합비타민, 단일비타민, EPA 및 DHA 함유 유지(오메가3)다. 이들의 합산 시장 규모는 3조 368억 원으로 전체의 절반을 넘는다. 언뜻 보기엔 홍삼이 독보적 1위처럼 느껴진다. 하지만 종합비타민(6,430억 원)과 단일비타민(4,349억 원)을 합치면 비타민제 시장은 1조 원을 넘는다. 숫자만 놓고 보면 홍삼(9,536억 원)보다 커진다.

우리는 매년 1조 원어치의 비타민을 삼킨다. 〈골고루

먹어야지〉라는 밥상머리 잔소리를 듣고 자랐기 때문일까. 성인이 된 우리는 스스로 지갑을 열어 농축된 영양소를 구매한다. 왜 이토록 비타민에 집착하는 것일까? 이 거대한 시장을 떠받치고 있는 것은 진짜 결핍일까, 아니면 불안일까?

이 질문에 답하기 위해, 머릿속에서 1조 원이라는 숫자를 잠시 지우고, 비타민이 생존 그 자체였던 시대로 시계를 돌려보자.

죽음의 항해와 오물 파티

키가 크고 힘이 장사처럼 보였으며, 덩치가 육중하고 피부는 호두 껍질처럼 검게 그을린 남자였다. 때 묻은 푸른 코트 어깨 위로는 타르가 묻어 끈적한 땋은 머리가 늘어져 있었고, 손은 거칠고 흉터투성이였으며 손톱은 까맣게 부러져 있었다. 그리고 한쪽 뺨에는 검에 베인 흉터가 더럽고 시퍼르죽죽한 흰색으로 가로질러 나 있었다.

로버트 루이스 스티븐슨Robert Louis Stevenson의 소설 『보물섬』에서 주인공 짐 호킨스가 해적 빌리 본즈 선장을 묘사한 장면이다. 거친 바다 생활과 위험한 전투를 거친 무시무시한 인물이다. 하지만 본즈 선장이 실존 인물이었다면 이보다 훨씬 더 무너진 사람이었을 것이다. 이빨이 빠지고 잇몸이 부풀어 말을 제대로 못하고, 다리에 힘이 풀려 비틀거리는 사람. 긴 항해는 몸을 안쪽에서부터 허물어뜨렸다.

이런 추측이 가능한 것은 과거의 역사 기록 덕분이다. 1602년, 멕시코 태평양 연안을 항해하던 스페인 함대의 선원들이 픽픽 쓰러지기 시작했다. 원정대의 사제 안토니오 데 라 아센시온Antonio de la Ascensión은 공포에 질려 당시의 참상을 기록했다.

첫 증상은 온몸의 통증으로, 몸에 손만 대도 아파한다. 보라색 반점이 허리 아래쪽부터 온몸을 뒤덮기 시작하고, 잇몸이 너무 부어서 이를 다물 수 없게 된다. 그들은 오직 마실 수만 있고, 결국 말하다가 갑자기 죽어버린다.

당시 그들은 이 병의 원인을 몰랐다. 훗날 밝혀진 원인은 단 하나, 비타민 C 결핍으로 인한 괴혈병이었다. 신선한 과일이나 채소만 있었어도 막을 수 있었던 죽음이었다.

아센시온이 기록한 그 끔찍한 증상들의 핵심 원인은 콜라겐 생성 중단이다. 비타민 C는 우리 몸의 세포와 세포를 연결하는 단백질인 콜라겐을 합성하는 데 필수적인 재료다. 비타민 C가 공급되지 않으면, 우리 몸은 새로운 콜라겐을 만들어내지 못하고 기존의 콜라겐조차 유지하지 못해 말 그대로 와르르 무너져 내리기 시작한다. 비타민 C가 없으면 몸은 천천히 망가지는 게 아니라, 구조물부터 폭삭 무너진다.

증상들 하나하나가 괴혈병이라는 한 줄로 이어진다.

보라색 반점과 온몸의 통증은 혈관 붕괴 때문이다. 비타민 C가 없으면 결합조직이 약해지고, 미세혈관은 낡은 호스처럼 새기 시작한다. 피부 아래 모세혈관이 터지며 피가 고여 보라색 반점이 생긴다. 뼈를 감싸는 막(골막) 안쪽에서도 출혈이 일어나, 건드리기만 해도 극심한 통증을 느끼게 된다.

부어오른 잇몸과 빠지는 치아는 조직 괴사 때문이다. 괴혈병은 몸의 접착제가 사라지는 병이다. 잇몸은 치아를 단단히 붙잡아주는 결합 조직(콜라겐 덩어리)이다. 콜라겐이 사라지면 잇몸은 힘을 잃고 스펀지처럼 부풀어 오르며, 결국 치아를 잡지 못해 이가 힘없이 빠져버린다.

심지어 오래된 상처가 다시 터지기까지 한다. 18세기 조지 앤슨George Anson 제독의 세계 일주 항해 기록에 나온다.

가장 놀라운 일은, 수년 전에 아물었던 상처들이 다시 입을 벌리고 생살처럼 피를 흘렸다는 것이다. 한 노병은 50년 전 전투에서 입은 상처가 다시 터지는 것을 경험했다.

믿어지지 않는 충격적인 증상이다. 우리가 상처를 입었을 때 생기는 흉터는 콜라겐이 찢어진 피부를 꿰매 놓은 흔적이다. 그런데 괴혈병에서는 이 콜라겐이 유지되지 못한다. 그 결과, 10년, 20년 전에 아물었던 상처가 다시 벌어지고 피가 솟구친다. 흉터가 그저 아픈 기억이 아니라 살아 있는 구조물이었다는 사실이 뒤늦게 드러나는 순간이다.

아센시온의 기록으로 돌아가보자. 그는 〈말하다가 갑자기 죽어버린다〉고 했다. 이 역시 과장이 아니다. 괴혈병은 심할 경우, 내출혈과 심부전으로 이어질 수 있다. 혈관이 약해져 뇌나 심장 근처에서 대량 출혈이 발생하거나, 심장 근육 자체가 약해져 펌프질을 멈추기 때문이다. 또는 약간의 움직임만으로도 혈압이 변해 낡은 혈관이 터져 급사하게 된다.

다시 시간을 돌려 20세기 초 미국 남부로 가보자. 이번에는 〈거친 피부〉라는 뜻의 펠라그라Pellagra가 유행병처럼 번져 정신병원의 주요 사망 원인이 되었다. 피부가 벗겨지고 정신 착란을 일으키다 사망하는 이 끔찍한 병을 두고 당시 의사들은 세균이 원인이라 믿었다. 하지만 공중보건국의 조셉 골드버거 박사는 옥수수 위주의 빈곤한 식단이 원인이라고 확신했다.

그는 자신의 가설을 증명하기 위해 동료들과 함께 엽기적인 실험을 감행했다. 이른바 오물 파티였다. 그는 펠라그라 환자의 소변과 대변, 피부 각질을 섞은 알약을 직접 삼켰다. 전염병이 아님을, 즉 식단(결핍)이 문제임을 몸으로 증명하려 한 것이다. 물론 아무도 전염되지 않았고, 훗날 그 원인은 비타민 B3(나이아신) 결핍으로 밝혀졌다.

이제 19세기 말로 시계를 한번 더 돌려, 쌀을 하얗게 도정하면서 퍼져 나간 질병, 각기병을 보자. 각기병에 걸리면 다리의 감각을 잃고 걷기 힘들어지며, 심하면 심장과 신경계까지 무너진다.

1880년대, 네덜란드의 의사이자 연구자 크리스티안 에이크만Christiaan Eijkman은 닭도 각기병과 비슷한 상태가 될 수 있음을 발견하고 연구를 시작했다. 그는 오랫동안 세균이 원인이라고 확신했다. 그러던 중, 병든 닭 떼가 갑자기 회복되는 이상한 장면을 목격한다.

알고 보니 닭들은 처음엔 네덜란드 군 병원에서 남은 밥, 즉 도정된 백미를 먹고 있었다. 에이크만은 1929년 노벨 생리의학상을 수상하며 이렇게 회상했다. 〈그러다 요리사가 바뀌었고, 후임 요리사는 군대용 쌀을 민간인의 닭에게 주는 것을 거부했습니다.〉 더 이상 백미를 먹지 못하고 도정되지 않은 쌀(현미)을 먹기 시작하자 닭들은 빠르게 회복되었다. 에이크만은 쌀의 겉껍질에 생명에 필수적인 무언가가 들어 있다는 사실을 직감했다.

1912년, 생화학자 카시미르 풍크가 쌀 껍질에서 각기병을 고치는 물질을 발견하고 〈생명 유지에 필수적인 아민vital amine〉, 줄여서 비타민vitamin이라 명명했을 때, 인류는 환호했다. 이때까지만 해도 비타민은 웰빙이 아니었다. 그것은 죽느냐 사느냐를 가르는 생존의 문제였다.

〈원어데이〉가 만든 영양 보험

하지만 과학이 비타민의 정체를 밝혀내고 대량 합성에 성공하자, 비타민의 위상은 달라지기 시작했다. 결정적인 전환점은 1940년대였다.

멀티비타민(종합비타민)이라는 용어를 처음 사용한 곳은 미국 제약사 마일스 래버러토리스Miles Laboratories이다. 그들은 〈원어데이One-A-Day〉라는 제품을 출시하며 영양제 역사에 길이 남을 마케팅 개념을 탄생시켰다. 바로 영양 보험이다. 그들은 대중에게 속삭였다. 〈당신이 아프지 않은 건 알아요. 하지만 혹시 모르잖아요? 하루 한 알이면 숨어 있는 결핍을 예방할 수 있습니다.〉

이때부터 비타민은 결핍을 치료하는 약에서, 더 나은 건강을 위해 들어두는 보험으로 성격이 바뀌었다. 아이러니하게도 미국 정부가 구루병과 각기병 같은 결핍성 질환을 없애기 위해 우유와 밀가루 같은 식품에 비타민을 강제로 첨가하기 시작한 것도 바로 이 시기였다. 식탁 위에는 이미 비타민이 넘쳐나기 시작했는데, 사람들은 약국으로 달려가 알약을 샀다.

오늘날 한국의 1조 원짜리 비타민 시장은 바로 이 보험 심리 위에 세워져 있다. 『비타마니아Vitamania』(펭귄 프레스, 2015)의 작가 캐서린 프라이스Catherine Price의 지적처럼, 현대의 가공식품은 이미 비타민으로 충분히 강화되어 있어 오늘날 우리가 교과서적인 비타민 결핍을 겪는 일은 매우 드물다.

내가 강연에서 청중에게 괴혈병, 각기병, 펠라그라 증상에 대해 물으면 대개 대강은 안다. 하지만 이를 실제로 경험하거나 목격한 사람은 없다.

그런데도 우리는 식탁 위에 비타민이 넘쳐나는 시대에 살면서, 마치 괴혈병의 공포에 떠는 17세기 선원이라도 된 양 비타민을 갈구한다. 달라진 점이 있다면, 과거의 인류는 생존을 위해 무엇이 부족한지도 모른 채 헤맸지만, 현대의 인류는 안심하려고 알약을 삼킨다는 것이다. 우리는 매년 1조 원을 지불하고, 〈나는 내 몸을 챙기고 있다〉는 안도감을 구매하고 있는지도 모른다.

그렇다면 비타민이라는 영양 보험은 실제로 어디까지 보장해 줄까.

종합비타민의 성적표

이제 차분하게 따져볼 때가 됐다. 우리가 매년 1조 원 넘게 납입하고 있는 이 영양 보험은 과연 제값을 하고 있을까? 항목에 따라 성적이 다르다. 만약 질문이 〈종합비타민이 암이나 심장병을 막아주고 수명을 늘려주는가〉라면, 결과는 조금 실망스러울 수 있다.

수십 년간 전 세계 과학자들은 수십만 명의 사람들을 대상으로 종합비타민의 효과를 추적했다. 가장 권위 있는 성적표는 2022년 미국 예방서비스테스크포스(USPSTF)가 내놓았다. 이들은 70만 명 이상이 참여한 84건의 연구를 종합 분석한 뒤, 냉정한 결론에 도달했다.

〈임신부나 특정 결핍이 있는 사람이 아니라면, 건강

한 성인이 암이나 심혈관 질환 예방을 목적으로 비타민·미네랄 보충제를 먹었을 때 뚜렷한 이득이 있다고 말할 근거가 충분하지 않다.〉

쉽게 말해, 건강한 사람이 종합비타민을 먹는다고 해서 심장마비를 피하거나 수명이 늘어난다는 증거를 찾지 못했다는 뜻이다. 여기서 한 가지 더 짚고 넘어가야 할 게 있다. 효과가 없는 정도가 아니라 일부 비타민은 해로울 수도 있다는 점이다. 예방 목적의 베타카로틴이나 비타민 E 같은 일부 성분은 흡연자에게 폐암 위험을 높이거나 뇌출혈 위험을 높일 수 있다며 오히려 섭취하지 말 것을 권고하기도 했다. 우리가 기대한 생명 연장의 꿈은 적어도 종합비타민 알약 속에는 들어있지 않았다.

물론 약간의 희망을 보여준 연구도 있다. 하버드 의대가 주도한 의사 건강 연구Physicians' Health Study II다. 평균 64세의 남성 의사 1만 4천여 명을 대상으로 11년 넘게 추적 관찰한 결과, 매일 종합비타민을 먹은 그룹은 가짜 약(플라시보)을 먹은 그룹에 비해 전체 암 발생률이 약 8% 낮았다. 2012년 미국의학협회지(JAMA)에 실린 연구 결과다.

이 8%를 어떻게 해석해야 할까? 암을 막아주는 기적의 방패라기엔 다소 민망한 수치다. 하지만 당시 전문가들의 반응은 의외로 진지했다. 연구를 지켜본 프레드 허친슨 암 연구센터의 로버트 그린버그E. Robert Greenberg 박사는 〈금연을 제외하고, 암 위험을 10% 가까이 줄여주는 다른 방법이 세상에 뭐가 있겠냐〉며 공중보건 면에서 매우 의미 있는 결과라고 평가했다.

실제로 이 연구에 피실험자로 참여했던 의사의 고백도 흥미롭다. 보스턴의 산부인과 의사 데이비드 채핀David Chapin(당시 73세)은 평소 〈비타민을 전혀 믿지 않는〉 회의론자였다. 연구가 끝난 후 자신이 먹던 약이 가짜 약(플라시보)이었다는 사실을 알게 된 그는, 결과를 확인하고는 태도를 바꿨다. 효과가 작아 보일 수 있지만 〈이 연구는 매우 신뢰할 만했고 설계도 운영도 좋았으며, 무엇보다 장기간 진행되었다〉고 말했다. 언론 인터뷰에서 그는 이제부터는 매일 종합비타민을 먹어볼까 한다고 덧붙였다.

요약하자면, 생존과 질병 예방 측면에서 종합비타민의 성적은 〈보류〉에 가깝다. 비타민제가 턱없이 부족한 영양소를 채워주던 시대는 끝났다. 하지만 〈겨우 8%?〉라고 비웃기엔, 특별한 부작용 없이 얻을 수 있는 그 작은 이득이 아쉬운 것도 사실이다.

그래도 실망하기엔 아직 이르다. 종합비타민이 진짜 강점을 보이는 지점은 따로 있다. 생명 연장이라는 거창한 목표에는 미흡했을지 몰라도, 기능을 유지하는 문제에서는 의외로 설득력 있는 근거가 쌓이기 시작했다. 바로 뇌 건강이다.

뇌의 시간을 되돌린다

종합비타민이 죽음을 막는 방패는 못 된다는 사실을 확인했다. 하지만 우리에게 중요한 건 얼마나 오래 사느냐(lifespan) 못지않게, 죽기 전까지 얼마나 맑은 정신으로 사느냐(healthspan)다. 바로 이 지점에서 종합비타민은 의외의 반전을 보여준다.

가장 강력하고 최신인 증거는 2022년부터 2024년까지 연달아 발표된 코스모스COSMOS(COcoa Supplement and Multivitamin Outcomes Study) 프로젝트의 결과들이다. 하버드 의대와 컬럼비아 대학 연구진은 60세 이상 노인들을 대상으로 종합비타민과 위약을 나눠준 뒤, 2~3년에 걸쳐 뇌 기능을 추적했다. 연구는 세 단계에 걸쳐 집요하게 진행되었다.

연구진은 데이터의 오염을 막기 위해 각 단계마다 서로 다른 참가자들을 모집했고, 테스트 방식도 전화, 웹, 대면으로 다르게 적용했다. 그럼에도 큰 흐름은 한 방향으로 모인다. 매일 종합비타민을 먹는 것이 노인의 인지 기능 저하를 막아준다는 쪽으로 말이다.

첫 번째 신호는 2022년 전화 연구(COSMOS-Mind)에서 잡혔다. 2,000여 명의 참가자를 대상으로 전화 인터뷰를 통해 인지 기능을 반복 테스트했다. 결과는 종합비타민 섭취 그룹이 위약 그룹보다 인지 저하 속도가 약 60% 느렸다. 연구진은 이를 〈인지 노화를 약 1.8년 늦춘 효과〉라고 분석했다.

두 번째는 2023년 웹 연구(COSMOS-Web)였다. 이 번에는 3,500여 명에게 웹 기반의 컴퓨터 테스트를 시켰다. 이 연구는 주로 기억력에 초점을 맞췄다. 여기서도 종합비타민은 위력을 발휘했다. 특히 단어 목록을 보고 잠시 뒤 떠올리는 과제에서 뚜렷한 차이를 보였는데, 연구진에 따르면 이는 기억력 감퇴를 약 3.1년이나 되돌린 것과 맞먹는 수치였다.

마지막 쐐기를 박은 것은 2024년 대면 연구(COSMOS-Clinic)였다. 앞선 두 연구가 비대면이라는 약점을 안고 있었던 만큼, 연구진은 573명의 참가자를 직접 만나 정밀 검사를 진행했다. 결과는 마찬가지였다. 종합비타민 섭취 그룹은 일화 기억episodic memory 등에서 위약 그룹보다 우수한 점수를 받았다. 일화 기억이란 〈사과는 과일이다〉 같은 지식이 아니라, 〈어제 주차장 B구역에 차를 댔다〉처럼 나의 경험을 기억하는 능력이다. 종합비타민이 노인들의 일상생활 속 깜빡깜빡하는 빈도를 줄여줄 수 있다는 얘기다. 이를 두고 연구진은 뇌 나이를 약 2년 젊게 만든 효과라고 해석했다.

전화, 컴퓨터, 그리고 대면 검사까지. 테스트 방식은 달랐지만 결론은 하나로 모였다. 종합비타민이 노인의 뇌 노화를 늦추는 데 도움이 될 수 있다는 것이다. 물론 이것이 치매를 완벽히 막아준다는 뜻은 아니다. 하지만 60대 이후 뇌가 매년 얼마나 빠르게 쇠퇴하는지를 감안하면, 2~3년은 결코 무시할 수 없는 시간이다. 치매 예방·치료의 확실한 답이 아직 없는 상황에서, 하루 몇백 원짜리 알약이 시간을 벌어다 준 셈이다.

연구를 주도한 하버드 의대의 조안 맨슨JoAnn Manson 교수는 세 건의 연구를 종합한 결과(메타분석) 이 발견이 우연히 발생할 확률은 1,000분의 1 미만이라고 설명했다. 그럴듯한 착시라기보다 실제 효과일 확률이 더 높다는 이야기다.

이런 연구 결과가 나오면 으레 기업의 후원을 받아 편향된 게 아닌가 의심하게 된다. 하지만 여기에는 재미있는 반전이 있다. 사실 이 연구는 초콜릿 제조사인 마스Mars Inc.가 카카오 추출물의 효과를 입증하고 싶어서 후원한 연구였다. 정작 주인공인 종합비타민(센트룸 실버)의 제조사 화이자(현 헤일리온)는 약과 포장만 기부했을 뿐 연구비는 한 푼도 대지 않았다. 초콜릿 회사가 깐 멍석 위에서 엉뚱하게도 비타민이 주인공이 된 셈이다. 상업적 편향성 논란에서 비교적 자유로운 결과라는 뜻이다.

맨슨 교수는 뼈 있는 한마디를 덧붙였다. 〈만약 이것이 비싼 약이었다면, 장기적인 안전성 증거가 나오기도 전에 공격적으로 마케팅에 활용되었을 겁니다.〉

하지만 종합비타민은 처방전도 필요 없고, 비싸지도 않으며, 무엇보다 우리가 수십 년간 먹어오며 안전하다는 것을 이미 알고 있다. 그녀는 이것이 노년층의 인지 기능을 지키는 안전하고 경제적인 접근법이 될 수 있다고 강조했다. 덧붙여 〈꼭 특정 브랜드일 필요는 없으며, 고품질의 종합비타민이라면 비슷한 효과를 낼 가능성이 높다〉는 조언도 잊지 않았다.

왜 도움이 되는가

여기서부터가 더 흥미롭다. 결과가 나왔다고 해서 논쟁이 끝나는 건 아니다. 〈그래서 왜 효과가 났는데?〉라는 질문이 남는다.

먼저 브레이크부터 살짝 밟고 가자. 코스모스COSMOS 연구에 참여하지 않은 외부 전문가들은 여전히 신중한 입장을 보인다. 참가자의 다수가 백인이었고, 더 다양한 인구집단을 반영하지 못했다는 지적이다. 연구 기간이 더 길었으면 좋았겠다는 아쉬움도 있다. 피츠버그대에서 노인학을 연구하는 크리스틴 키슬러Christine Kistler 교수는 이렇게 평했다. 〈큰 해가 없으니 만약을 대비해 종합비타민을 먹고 싶어질 수는 있다. 그래도 나는 당분간 건강한 식습관, 운동, 숙면을 고수하겠다.〉 요지는 간단하다. 종합비타민은 식사의 대체재가 아니라 보조재라는 것이다.

연구 책임자인 맨슨 교수도 이 점엔 동의한다. 뇌에 필요한 영양소는 원칙적으로 음식으로 얻는 게 맞다. 문제는 이 원칙이 현실에서 자주 깨진다는 점이다. 맨슨 교수가 반복해서 강조한 건, 많은 현대인이 비타민 B12, 비타민 D,

아연, 루테인 같은 인지 기능 필수 영양소 중 하나쯤은 부족한 상태라는 것이다. 종합비타민은 바로 그 구멍들을 메우는 용도다. 그러니 〈비타민 먹으니까 됐지〉라는 태도는 금물이다. 구멍 난 벽을 메우는 것과 집 전체를 리모델링하는 건 다른 일이니까.

그럼 본론으로 들어가자. 심장도 못 지키고 암도 못 막는 이 알약이, 도대체 왜 뇌에서는 점수를 따냈을까? 몸통은 그대로인데 머리만 회춘한다는 게 말이 될까? 과학자들은 이 미스터리를 몇 가지 유력한 가설로 설명한다.

1. 뇌는 까다로운 편식쟁이다(결핍 교정 가설)

뇌는 우리 몸무게의 2%밖에 안 되지만, 우리 몸이 쓰는 에너지의 20%를 혼자 먹어치우는 에너지 하마다. 단순히 포도당만 먹는 게 아니다. 신경세포가 신호를 주고받는 과정에는 비타민 B군, 아연, 마그네슘 같은 미량 영양소가 조연으로 끊임없이 투입된다. 이 중 하나만 부족해도 뇌 기능에 문제가 생긴다. 조연이 빠지면 주연 배우가 아무리 연기를 잘해도 무대가 삐걱거리기 마련이다.

문제는 노년기다. 나이가 들면 소화력이 떨어져 같은 음식을 먹어도 흡수율이 낮아진다. 위산이 줄어 비타민 B12를 흡수하지 못하는 게 대표적이다. 겉으로는 멀쩡해 보여도, 노인의 뇌는 만성적인 결핍 상태일 수 있다. 이때 종합비타민이 부족한 조각들을 채워주면, 신경세포의 화학 반응이 비로소 매끄럽게 돌아간다. 코스모스COSMOS 연구에서 심혈관 질환 병력이 있는(혈관과 영양 상태가 나쁜) 사람들에게서 기억력 개선 효과가 더 뚜렷했던 점도 이 가설을 뒷받침한다. 마른 땅에 물을 주면 바로 티가 나는 법이다. 결핍이 큰 집단일수록 교정 효과가 더 드라마틱하게 드러난다는 이야기다.

2. 점수가 아니라 속도가 느려졌다(생체 노화 시계 가설)

〈그냥 기분 탓 아니야?〉
〈연구 기간 동안 비슷한 시험을 여러 번 봐서 요령이 생긴 거 아니야?〉

이런 의심을 피하려면 기억력 점수 말고, 점수 바깥의 객관적 지표가 필요하다. 그래서 등장한 것이 DNA 메틸화 분석, 즉 생물학적 노화 시계epigenetic clock다.

우리의 주민등록상 나이와 신체 나이는 다르다. DNA에 메틸기라는 화학물질이 얼마나 달라붙느냐를 분석하면 내 몸이 얼마나 빨리 늙고 있는지(노화 속도)를 측정할 수 있다. 연구진은 참가자 600여 명의 혈액을 뽑아 이 〈노화 속도계DunedinPACE〉를 측정했다.

2026년 국제학술지 네이처 메디신에 게재된 COSMOS 후속 분석에 따르면, 종합비타민 섭취 그룹은 위약 그룹에 비해 생물학적 노화 속도가 소폭이지만 유의미하게 느려지는 신호가 포착됐다. 기억력 점수만 좋아진 게 아니라, 세포

가 늙어가는 속도게 바늘이 조금 천천히 돌기 시작했다는 뜻
이다. 연구진은 종합비타민이 미량 영양소 결핍을 보완함으
로써 생물학적 노화 속도에 영향을 미쳤을 가능성을 제기했
다. 아직 결정적 증거라기보다는 제한적 보조 증거에 가깝지
만, 그 방향성은 유의할 만하다.

3. 심장은 안 되고 뇌만 되는 이유(구조 vs 기능)

그렇다면 왜 심장병이나 암은 못 막았을까? 질병의
원인이 다르기 때문일 수 있다. 심장병은 혈관에 기름이 끼
고 막혀서 굳어버린 구조적 문제다. 수십 년 생활습관이 만
든 결과물을 비타민 몇 알이 뚫고 지나갈 수는 없다. 암도
마찬가지다. 유전자 변이와 면역계가 뒤엉킨 복잡한 전쟁터
에서 비타민의 역할은 제한적이다.

하지만 뇌의 인지 기능은 다르다. 뇌에서는 상대적으
로 작동(기능) 문제의 비중이 크다. 신경 전달은 효소와 호르
몬의 화학 반응이고, 비타민은 그 반응의 필수 윤활유와 같
은 촉매로 쓰인다. 즉, 종합비타민은 꽉 막힌 하수구(심장 혈
관)를 뚫는 공구는 아니지만, 뻑뻑해진 엔진(뇌)에 윤활유를
칠 수는 있다. 인지 기능은 결핍 하나만으로도 바로 성능 저
하가 티 나는 영역이다. 뇌에서만 성적이 나온 이유가 여기
에 있다.

정리하면 이렇다. 종합비타민은 병을 고치는 치료제
가 아니다. 암과 심장병을 막아주는 기적의 방패도 아니다.

하지만 노화로 흡수력이 떨어지고 미량 영양소의 구멍이 커지는 시기, 특히 그 미세한 결핍에 민감한 뇌에게는 최소한의 안전장치로서 충분히 제 밥값을 한다.

팀에서 선수로: 개별 비타민의 성적표

종합비타민이라는 팀의 성적표는 확인했다. 암과 심장병을 막는 공격력은 부족하지만, 노년의 뇌를 지키는 수비력에서는 의외의 점수를 받았다. 그리고 한 가지를 더 확인했다. 완벽한 식단이라는 이상적인 해법이 존재함에도 불구하고, 모두가 모범생이 될 수는 없다는 것이다. 노화와 환경이라는 현실적인 장벽 때문에 우리에게는 여전히 영양제라는 도구가 필요할 수 있다.

그렇다면 이제 종합비타민이라는 팀을 구성하는 개별 비타민의 실력을 따져볼 차례다. 종합비타민이 혹시 모를 결핍에 대비한 보험이라면 개별 비타민은 특정 효과를 기대하고 먹는 투자에 가깝다. 다만 그 투자의 효과가 제대로 증명된 경우는 많지 않다.

수십 가지 성분을 다 알 필요는 없다. 하지만 내 몸에 들어가는 알약 뒷면의 성분표를 볼 때, 적어도 누가 에이스이고 누가 요주의 인물인지 정도는 알아야 한다. 핵심 선수 4인방의 성적표를 정리해보자.

1. 뇌의 연료: 비타민 B 복합체(특히 B12, 엽산)

앞서 뇌 건강(COSMOS 연구)에서 종합비타민이 점수를 딴 이유로 추측되는 유력한 후보 중 하나가 바로 비타민 B군이다. 특히 비타민 B군(B6, B9, B12)은 호모시스테인이라는 독성 아미노산 수치를 낮춰 뇌세포와 혈관을 보호한다.

체크 포인트: 문제는 흡수율이다. 나이가 들면 위산 분비가 줄어 음식 속에 든 비타민 B12를 떼어내 흡수하는 능력이 떨어진다. 고기를 실컷 먹어도 B12가 모자라는 일이 생길 수 있다는 뜻이다. 반면, 보충제나 강화식품의 비타민 B12는 이미 분리된 상태(유리형)라 흡수가 더 잘 되는 편이다. 50대 이상이라면 종합비타민을 고를 때 비타민 B12가 충분히(일일 권장량의 100% 이상) 들어있는지 확인하자. 결핍이 오래가면 빈혈뿐 아니라 저림, 감각 이상 등의 신경 증상도 생길 수 있다.

디테일: 비타민 B군이 부족하면 뇌가 위축되거나 우울감이 올 수 있다. 그렇다면 우울증 관리에도 도움이 될까? 연구에 따르면 일반적인 엽산은 항우울제 보조 요법으로 별 효과가 없었다. 하지만 일부 연구에서 혈뇌장벽을 통과할 수 있는 활성형 엽산L-methylfolate(15밀리그램)은 항우울제와 함께 복용 시 유의미한 효과를 보였다. 물론 항우울제를 대신할 수 있는 것은 아니다.

2. 가장 흔한 구멍: 비타민 D

〈딱 하나만 먹어야 한다면〉이란 질문에서 비타민 D가 자주 거론되는 이유는 간단하다. 부족한 사람이 많기 때문이다. 하지만 비타민 D 보충의 효과는 아직까지 기대에 못 미치는 편이다.

비타민 D는 단순히 뼈와 근육만 지키는 게 아니다. 세포 분화, 면역, 인슐린 분비, 고혈압과 관련된 다수의 유전자 스위치를 켜고 끄는(전사 조절) 면에서도 중요한 역할을 한다. 하지만 암이나 심혈관 질환 같은 만성질환을 예방해준다는 기대는 과장되기 쉽다. 연구가 많이 쌓였는데도 예방 효과는 일관성 있게 나오지 않는다. 흔히 〈햇빛 비타민〉이라 불려 우울증에도 좋을 것이라 기대하지만, 체계적 문헌 고찰 결과 비타민 D 보충은 성인의 우울증 완화에 유의미한 효과가 없었다.

체크 포인트: 종합비타민에 들어있는 양(보통 400~800IU)은 어떤 사람에겐 충분하지만, 어떤 사람에겐 부족하다. 결핍이 확인된 경우엔 단일 제제로 1,000~2,000IU 정도 추가 섭취하는 것이 도움이 될 수 있다. 단, 비타민 D는 지용성이고 과량 복용 이슈가 있는 만큼, 〈많을수록 좋다〉가 아니라 내 수치에 맞춰 가는 게 바람직하다. 너무 고용량을 장기간 먹으면 체내에 축적되어 고칼슘혈증(메스꺼움, 구토 등)을 유발할 수 있다.

3. 가장 유명한 오해: 비타민 C

비타민 C는 친숙한 만큼 오해도 크다. 메가도스(고용량 요법) 신봉자에겐 만병통치약이고, 회의론자에겐 〈비싼 소변〉이다. 팩트는 그 중간 어디쯤이다.

비타민 C가 항산화제인 건 맞지만, 감기를 확실히 예방한다거나 암을 치료한다는 식의 임상적 근거는 약하다. 다만 꾸준히 복용했을 때 감기 기간이나 증상이 조금 줄었다는 결과들은 보고돼 왔다. 수많은 연구에도 불구하고 메가도스의 효과를 입증할만한 근거가 부족하다.

체크 포인트: 수용성이라 비교적 배출이 잘 되지만, 고용량은 설사·복통 같은 위장 부작용이 생길 수 있고, 경우에 따라 요로 결석, 신장 결석 위험도 증가할 수 있다. 〈먹어서 나쁠 건 없다〉는 심리적 위안을 얻기엔 저렴한 보험이 될 수도 있으나, 굳이 과한 용량으로 위험을 감수할 필요는 없다.

4. 양날의 검: 비타민 A, E, 베타카로틴

〈천연=무조건 선〉이라는 믿음이 가장 위험해지는 구간이다. 이들은 지용성이라 몸에 축적될 수 있고, 특히 고용량에서 문제가 생긴다.

베타카로틴, 비타민 A나 비타민 E 보충제를 적극 권하는 흐름은 이미 꺾인 지 오래다. 최근 권고는 굳이 먹지 말라는 쪽으로 기울었다. 연구 결과, 흡연자가 고용량 베타카로틴을 먹으면 오히려 폐암 위험이 높아졌고, 비타민 E 과다 섭취는 뇌출혈이나 전체 사망률을 높일 가능성이 제기 됐기 때문이다.

체크 포인트: 흡연자라면 종합비타민 성분표에서 베 타카로틴, 비타민 A 함량을 유심히 보자. 항산화제는 상황 에 따라 도리어 산화 촉진제pro-oxidant로 돌변해 인체를 공격할 수도 있다.

수용성 비타민도 위험할 수 있다

〈수용성 비타민은 소변으로 나가니까 안전하다?〉 이는 위 험한 통념이다. 물에 녹아 배출되기 전, 우리 몸속을 돌면서 여기저기에 부담을 줄 수 있기 때문이다.

최근 해외에서 문제가 되고 있는 **비타민 B6**(피리독신)부터 살펴보자. 비타민 B6는 신경 건강, 피로 회복, 손발 저림 개 선에 도움이 된다고 알려져 있다. 하지만 역설적으로 고용 량의 B6는 신경을 망가뜨릴 수 있다. 장기간 과량을 복용 하면 감각 이상, 저림, 작열감, 보행 불편 같은 말초신경병 증이 생긴다는 보고가 지난 수십 년간 축적돼 왔다. 신경을 살리려 먹은 영양제가 신경을 공격하는 셈이다.

이런 우려로 인해 최근 호주 정부는 비타민 B6 규제를 크 게 강화했다. 2027년부터 권장 1일 섭취량 기준 50밀리 그램을 넘는 제품은 약사의 관리하에서만 구입 가능하고,

200밀리그램을 넘으면 반드시 의사 처방이 필요해진다. 실제로 호주에서는 규제 논의가 있기 전, 비타민 B6 관련 신경병증 이상 사례 보고가 250건 수준까지 누적됐다는 보도도 나왔다.

유럽은 더 엄격하다. 유럽식품안전청(EFSA)은 2023년 성인의 비타민 B6 상한 섭취량을 하루 12밀리그램으로 대폭 낮췄다. 이렇게 기준이 하향 조정되는 이유는 합산 노출 때문이다. 영양제에 에너지 드링크, 스포츠 보충제까지 겹쳐 먹으면 나도 모르게 섭취 총량이 과해질 수 있기 때문이다. 비타민 B군 중 주의해야 할 것은 이뿐만이 아니다. 혈관 청소부로 불리며 콜레스테롤 개선에 도움을 준다는 **비타민 B3**(나이아신)도 양면성을 가진다. 이름이 같아 보여도 형태에 따라 위험성이 달라진다. 니코틴산 형태는 혈관을 확장해 피부가 붉어지고 화끈거리는 플러싱Flushing 부작용을 잘 일으키고, 니코틴산아미드 형태는 그런 반응이 덜하다. 서방형(서서히 방출되는) 나이아신은 간독성 위험도 있다. 국내 기준에서도 두 형태의 허용량이 다르게 설정돼 있으나 해외 직구할 경우에는 주의가 필요하다.

비타민 B12도 고용량으로 쓰면 경우에 따라 여드름을 악화시킬 수 있다. 과잉 섭취된 B12가 피부에 사는 여드름균의 대사에 영향을 줘 염증 유발 물질을 뿜어내게 만들 수 있기 때문이다. 피로를 이겨보려고 비타민 B 복합제를 챙겨 먹기 시작했는데 갑자기 얼굴에 뾰루지가 올라온다면, 혹시 고용량 비타민 B12가 문제는 아닌지 살펴보는 게 좋다.

우리가 알약을 삼키는 진짜 이유: 영양제의 심리학

과학의 성적표는 차분했다. 질병 예방의 만능열쇠도 아니고, 드라마틱한 회춘도 없다. 하지만 뇌 건강이나 결핍 보완 같은 분명한 역할은 존재한다.

그럼에도 대중의 반응은 과학의 온도와 사뭇 다르다. 연구 결과가 〈효과가 제한적일 수 있다〉고 아무리 신중하게 말해도, 광고와 후기, 알고리즘은 필수 생존템이라며 뜨겁게 반응한다. 이 온도 차를 이해하려면 생리학만으로는 부족하다. 영양제는 화학물질이기도 하지만, 동시에 강력한 심리적 장치이기 때문이다. 우리가 1조 원을 주고 산 것은 비타민이라는 성분뿐 아니라, 불안을 잠재우는 마음의 위안이기도 하다.

1. 치킨을 먹기 위한 면죄부(도덕적 허가 효과)

〈오늘 비타민 먹었으니까, 저녁엔 튀김 좀 먹어도 되겠지?〉 혹시 이런 생각을 해본 적이 있는가? 놀랍게도 이는 나만의 착각이 아니다. 대만의 심리학자 원빈 치우Wen-Bin Chiou의 연구는 영양제의 역설적인 부작용을 적나라하게 보여준다.

연구진은 참가자를 두 그룹으로 나눠 한쪽에는 종합

비타민을, 다른 쪽에는 위약을 주었다. 하지만 사실은 둘 다 위약이었다. 실험 결과는 충격적이었다. 자신이 비타민을 먹었다고 믿은 사람들은 그렇지 않은 사람들보다 뷔페에서 몸에 나쁜 음식을 더 많이 집어 먹었고, 걷기보다는 엘리베이터를 선택하는 비율이 높았다.

심리학에서는 이를 도덕적 허가moral licensing라고 부른다. 비타민을 삼키는 행위로 〈건강을 위한 의무를 다했다〉고 인식하는 순간, 우리 뇌는 역설적으로 나쁜 행동을 해도 된다는 허가증을 발급해 버린다. 쉽게 말해, 캡슐 하나로 건강을 사는 게 아니라, 어제 먹은 술과 부족한 운동에 대한 죄책감을 씻어내는 면죄부를 사는 셈이다.

다만 여기서 갈림길이 생긴다. 비타민이 면죄부가 되면 건강을 깎아 먹지만, 반대로 〈오늘도 챙겼다〉는 신호가 되어 식사·운동 루틴까지 끌어올리는 사람도 있다. 같은 알약도 면죄부가 될지, 긍정 루틴의 시작 버튼이 될지는 쓰는 방식에 달려 있다.

2. 불안을 잠재우는 가장 간단한 의례(통제 환상)

질병, 노화, 그리고 죽음. 인생은 우리가 통제할 수 없는 것들로 가득하다. 인간은 통제 불가능한 상황 앞에 설 때 불안을 느낀다. 인류학자 브로니스와프 말리노프스키Bronisław Malinowski는 〈결과가 불확실하고 위험이 클수록 인간은 의식에 의존한다〉고 했다. 고대인들이 가뭄 때 기우제를 지냈듯, 현대인은 과로와 스트레스라는 재난 앞에서 영양제를 삼킨다.

대체의학에 맞서는 미국의 의사 폴 오핏Paul Offit은 이를 능동적 대처 욕구로 설명한다. 운동과 식단은 힘들고 결과가 더디다. 하지만 영양제를 구입하고 삼키는 건 즉각적이고 쉽다. 이 작은 행위는 〈나는 내 몸을 방치하지 않고 무언가를 하고 있다〉는 통제감을 회복시켜 준다. 하지만 그 통제감이 행동(식사·수면·운동)으로 이어지지 못하고 알약에서 멈출 때, 영양제는 도구가 아니라 그저 불안을 덮는 부적이 된다.

3. 나는 성실한 사람이라는 증명서(자기 신호화)

재미있는 통계가 있다. 영양제를 가장 열심히 챙겨 먹는 사람들은 누구일까? 아이러니하게도 이미 식습관이 좋고, 운동을 하고, 담배를 안 피우는 건강한 사람들이다. 영양학적으로는 보충제가 가장 필요 없는 사람들이 가장 열심히 먹는다.

이유는 정체성에 있다. 행동경제학에서는 이를 자기 신호화self-signaling라고 부른다. 물건을 소비함으로써 타인이 아닌 나 자신에게 내가 어떤 사람인지 증명하는 것이다. 바쁜 출근길, 귀찮음을 무릅쓰고 영양제 통을 여는 그 순간, 우리는 스스로를 대견하게 여긴다. 〈나는 바빠도 건강을 챙기는, 자기 관리에 철저한 사람이야.〉

이 뿌듯함이야말로 영양제가 주는 최고의 효과일지 모른다. 그래서 영양제를 끊기 어렵다. 단순히 제품을 포기하는 게 아니라, 성실한 자기 관리자라는 나의 이미지를 포기하는 것처럼 느껴지기 때문이다.

4. 밑져야 본전이라는 보험 심리(파스칼의 내기)

마지막으로 작동하는 심리는 계산기다. 프랑스 철학자 파스칼은 〈신이 존재하는지 안 하는지 모른다면, 믿는 편이 이득이다〉라고 했다. 믿었다가 없으면 본전이지만, 안 믿었다가 지옥에 가면 낭패라는 논리다. 영양제 심리도 이와 비슷하다.

사람들은 〈효과가 제한적〉이라는 말보다 혹시 모를 위험에 더 민감하게 반응한다. 그들의 계산법은 과학이 아니라 보험이기 때문이다. 〈효과가 없으면 그냥 비싼 소변으로 나가겠지(작은 손해). 하지만 만약 효과가 있다면? 안 먹어서 병이 생기면 어떡해?(치명적 손해).〉 이 비대칭적인 기대 심리가 1조 원 시장을 지탱하는 강력한 기둥이다.

우리는 영양제를 먹으며 비타민만 섭취하는 게 아니다. 면죄부, 통제감, 정체성, 그리고 안도감을 함께 삼킨다. 하버드 의대의 테드 캡척Ted Kaptchuk 교수는 이를 의미 있는 플라시보라고 설명한다. 약리학적인 기적은 없을지라도, 내 몸을 돌본다는 그 의례 자체가 주는 심리적 치유 효과는 분명 존재한다는 것이다.

이 현상을 가장 날카롭게 꼬집은 사람은 『잡식동물의 딜레마』(다른세상, 2008)의 저자 마이클 폴란Michael Pollan이다. 관찰 연구에서는 영양제를 챙겨 먹는 사람들이 평균적으로 더 건강해 보인다는 결과가 종종 나온다. 하지만 폴란은 그 이유가 알약 때문이 아니라고 말한다. 영양제를 챙겨 먹는 사람들은 대개 운동을 하고, 담배를 피우지 않고, 식단에 신경을 쓰는 쪽에 가깝다는 것이다. 그들을 건강하게 만든 건 영양제 알약이라기보다 그 알약을 둘러싼 생활습관일 가능성이 크다는 애기다.

그래서 그는 농담 반 진담 반으로 이런 조언을 던진다. 〈영양을 챙겨 먹는 사람이 되십시오. 그리고 영양제는 먹지 마십시오.〉

통쾌한 말이다. 하지만 이 조언에는 약점이 있다. 너무 이상적이라는 점이다. 누구나 유기농 채소로 채워진 식탁을 차리고, 매일 한 시간씩 햇볕을 쬐며 운동하고, 스트레스 없이 8시간 푹 잘 수 있다면 영양제는 애초에 필요 없을 것이다. 하지만 현실은 다르다. 야근에 쫓겨 편의점 도시락을 먹고, 지하철에서 쪽잠을 자며, 나이가 들어 소화력마저 떨어지는 것이 우리의 진짜 모습이다.

폴란의 말처럼 완벽한 생활습관이 정답이라면, 영양제는 그 정답을 써내지 못하는 현대인을 위한 현실적인 패치다. 완벽하지 못한 식단과 환경의 구멍을 메우기 위해 우리는 차선책으로 알약을 선택한다. 식단을 영양제로 대체할 수 없다는 걸 알면서도 말이다.

그러니 질문을 바꿔보자. 〈이 알약이 효과가 있는가〉가 아니라, 〈나는 이 알약을 내 불완전한 삶을 지탱하는 보조 도구로 쓰고 있는가, 아니면 나쁜 습관을 덮는 이불로 쓰고 있는가〉로 말이다.

영양제가 내 식단의 불가피한 빈틈을 메우고 건강 관리의 시작 버튼이 된다면, 가치 있는 투자가 될 수도 있다. 하지만 그것이 면죄부가 되는 순간, 우리는 돈을 쓰고도 건강을 잃을 수 있다. 영양제 소비의 본질은 알약 자체가 아니라, 그것을 삼키는 사람의 태도에서 갈린다.

종합비타민제, 누구에게 필요한가

잘 먹고 있다면 굳이 영양제를 챙겨 먹지 않아도 된다. 특히 10대와 2030의 경우, 종합비타민에 의존하기보다 나만의 균형 잡힌 식단을 습관으로 만드는 게 먼저다. 하지만 최근 연구들을 살펴보면, 예외적으로 종합비타민 보충이 도움이 될 수 있는 사람들도 있다.

대표적인 것이 위고비, 마운자로와 같은 비만 신약을 사용하는 경우다. 2026년 발표된 48만 명 규모의 성인 데이터 분석에 따르면, 약물 사용 6개월 차에 7.5%, 12개월 차에 13.6%의 사용자가 비타민 D 결핍을 겪었다. 철분(페

리틴) 수치 역시 다른 당뇨약(SGLT2 억제제) 사용자보다 26~30%나 낮았다.

인과관계를 단정할 수는 없지만 연구진은 절대적인 음식 섭취량 감소를 주요 원인으로 추정했다. 실제로 사용자의 60% 이상이 칼슘과 철분을 필요량보다 적게 먹고 있었고, 비타민 D 섭취량은 권장량의 20% 수준에 불과했다. 칼슘과 단백질 섭취 부족은 근육량 감소로 이어졌으며, 시간이 지날수록 피로 해소와 신경 기능에 필수적인 비타민 B군(티아민, 코발라민) 결핍도 심해졌다.

노년층도 마찬가지로 영양 결핍 문제가 생길 수 있다. 한창 많이 먹을 때는 영양소 부족을 걱정할 일이 없지만 식사량이 줄어들면 비는 곳이 생기기 쉽다. 나이 들면서 입맛이 떨어지고 소화 기능이 저하하면 식사를 제대로 챙기지 못한다. 보건복지부 노인실태조사에서 65세 이상 인구 27.8%는 영양관리 주의·개선이 필요한 상태로 나타났다. 칼슘, 비타민, 단백질 등 부족 패턴도 비만 신약 사용자와 비슷한 양상이다.

약의 힘을 빌리든, 의지로 식단을 조이든, 혹은 노화로 인해서든 절대적인 식사량이 줄어들 때는 종합비타민과 칼슘, 단백질을 전략적으로 추가하는 것이 좋은 방어책이 될 수 있다.

02
오메가3
근거와 현실

비타민이 〈없으면 구멍 나는 기본값〉을 메우는 도구였다면, 이제 다룰 세 가지는 결핍의 언어 위에 〈업그레이드〉의 욕망이 덧칠된 영양소들이다.

오메가3는 혈관을, 유산균은 장과 면역을, 단백질은 근육을 앞세워 〈그냥 정상〉이 아니라 〈더 나은 상태〉를 약속한다. 물론 이들도 부족할 수 있다. 다만 시장이 파는 메시지는 결핍의 경고라기보다 최적화의 유혹에 가깝다. 현대인의 망가진 식습관을 되돌려줄 구원투수처럼 여겨지는 이유다.

과연 그 믿음은 과학적인가. 첫 번째 타자는 기름으로 기름을 씻어낸다는 오메가3다.

얼어붙은 땅의 역설

이야기는 1970년대로 거슬러 올라간다. 덴마크의 젊은 의사 욘 다이어버그Jørn Dyerberg와 한스 방Hans Bang은 그린란드의 이누이트를 연구하기 위해 북극으로 향했다. 그들은 기이한 현상에 주목했다.

이누이트 족의 식단은 현대 영양학의 관점에서 보면 자살 행위나 다름없었다. 그들은 채소나 과일은 거의 먹지 않고, 주식의 대부분을 물개나 고래의 기름진 고기로 채웠다. 지방 섭취량이 엄청났음에도 불구하고, 놀랍게도 그들은 심장마비나 협심증 같은 심혈관 질환에 거의 걸리지 않았다. 반면 같은 유전자를 가졌지만 덴마크로 이주해 햄버거와 스테이크를 먹는 이누이트들은 덴마크인과 똑같이 심장병으로 쓰러졌다.

당시만 해도 저지방 다이어트가 심장에 좋다는 앤셀 키즈Ancel Keys의 주장이 표준이었던 때다. 지방은 곧 심장병인데 도대체 왜 지방 덩어리를 먹는 이들의 심장이 더 튼튼한가. 이누이트의 피를 뽑아 분석한 연구진은 그들의 혈액 속에 특이한 지방산이 가득하다는 사실을 발견했다. 바로 등 푸른 생선과 물개 지방에 풍부한 EPA와 DHA, 즉 오메가3 지방산이었다. 이 발견은 전 세계를 흥분시켰다. 물개 기름이 피를 맑게 한다는 소식은 이후 거대한 산업의 기폭제가 되었다.

깨진 균형이라는 서사

오메가3 열풍에 불을 지핀 또 하나의 엔진은 비율 가설이다. 인류의 역사 속에서 우리 조상들은 오메가6 지방산과 오메가3 지방산을 거의 1:1 비율로 섭취해 왔고, 우리 몸도 그런 균형에 맞춰 진화했다는 주장이다. 이 이론에서 오메가6는 염증을 일으켜 외부의 적과 싸우게 하는 액셀, 오메가3는 그 염증을 가라앉히는 브레이크에 비유된다.

문제는 현대에 와서 이 균형이 처참하게 깨졌다는 점이다. 옥수수 사료를 먹인 가축, 콩기름과 옥수수유로 튀겨낸 가공식품이 식탁을 점령하면서 현대인의 오메가6 섭취량은 폭증했다. 오늘날 그 비율은 1대 20, 심하면 1대 50까지 벌어졌다고 추산한다. 몸속에 불을 지르는 염증 물질은 넘쳐나는데, 불을 꺼줄 소방수는 턱없이 부족한 상태라는 것이다. 이것이 현대인이 겪는 만성 염증과 심혈관 질환의 원인이라는 주장으로 이어진다.

〈현대인은 오메가6가 너무 많고 오메가3가 너무 적다. 무너진 비율을 바로잡기 위해 오메가3 캡슐을 삼켜야 한다.〉 거의 완벽에 가까운 서사다. 이 메시지는 대중에게 강력한 설득력을 발휘했고, 오메가3는 단숨에 현대인의 필수 영양제로 등극했다.

하지만 스토리텔링이 좋다고 해서 곧장 사실로 증명되는 것은 아니다. 과학의 눈으로 보면 이야기는 조금 복잡해진다. 조상은 1:1, 현대는 1:20이라는 도식은 대중적으로 강력하지만, 실제로는 식단과 지역, 연구 설계에 따라 추정치가 흔들린다. 무엇보다 단순히 비율을 기계적으로 맞춘다고 해서 몸이 즉각적으로, 드라마틱하게 반응한다는 증거가 부족하다.

오메가6를 만병의 근원으로 모는 시각에도 제동이 걸렸다. 미국심장협회(AHA)는 오메가6(특히 리놀레산) 역시 심혈관 질환 위험을 낮추는 긍정적인 역할을 한다는 입장을 내놓으며, 무조건적인 오메가6 제한에는 신중해야 한다고 강조했다. 오메가6가 염증만 일으키는 악당은 아니라는 뜻이다.

기대와 현실: 캡슐은 마법이 아니다

비율의 서사는 매혹적이다. 오메가6가 넘치고 오메가3가 부족하니, 오메가3를 보충하면 염증이 줄고 심장이 지켜질 것 같다. 하지만 스토리텔링이 좋다고 해서 몸이 드라마처럼 반응하는 건 아니다. 대규모 임상시험들(VITAL, STRENGTH 등)이 던진 메시지는 대체로 비슷했다. 오메가3 캡슐을 먹는 것만으로 심근경색·뇌졸중 같은 큰 사건이 또렷하게 줄어드는 그림은 잘 나오지 않는다는 쪽이다.

기대는 커졌는데 효과는 생각보다 소박하게 나오는 지점, 오메가3 논쟁은 대개 여기서 시작된다. 오메가3 캡슐을 삼키면 어떤 효과를 얻을까. 오메가3 서사의 시작점이었던 이누이트 이야기부터 차근차근 팩트를 짚어보자.

1. 심장을 위한 캡슐? 신화의 균열

① 이누이트 역설의 반전

1970년대, 덴마크 연구진이 쏘아 올린 〈이누이트는 심장병이 없다〉는 믿음은 오메가3 산업의 뿌리가 되었다. 정말 그럴까. 2019년 미국 연구진은 서구 식단이 유입되기 전인 16세기(약 500년 전) 그린란드 이누이트 미라 4구를 CT 촬영해 분석했다. 결과는 예상과 달랐다. 성인 4명 중 3명에서 동맥경화의 증거가 확인된 것이다. 평생을 물개와 고래고기, 즉 오메가3의 원천만 먹고 살았던 사람들도 현대인과 똑같이 혈관이 딱딱하게 굳거나 막혀 있었던 것이다.

물론 이 결과 하나로 오메가3는 착시라고 결론 내릴 수는 없다. 연구진도 선을 그었다. 사망 원인은 확인되지 않았고, 유해가 완전하지 않아 이들이 왜 동맥경화를 얻었는지—그리고 식단 속 지방산이 어떤 역할을 했는지—는 판단할 수 없었다. 원인은 식단만이 아니라, 조리와 난방을 위해 실내에서 불을 피우던 환경 같은 다른 요인도 얼마든지 개입했을 수 있다. 게다가 표본이 단 네 명이니 일반화도 어렵다. 하지만 다른 관련 연구들도 가리키는 방향은 비슷하다. 실제로 이누이트들의 심장병 발병률은 유럽이나 미국과 비슷했다는 증거들이 쌓이고 있다. 그들이 건강해 보였던 건 유전적 특성이나 짧은 기대수명 때문이었을 뿐, 고지방 식단에도 불구하고 혈관이 강철처럼 깨끗했던 건 아니라는 얘기다. 신화는 시작부터 금이 가 있었다.

② 엇갈리는 성적표: 생선은 O, 알약은 X?

현대 과학의 결론도 모호하다. 관찰 연구에서는 생선을 주 1회 이상 먹는 사람이 심장병으로 사망할 확률이 낮게 나온다. 하지만 이를 알약으로 바꿨을 때는 이야기가 달라진다. 수만 명을 대상으로 한 최신 대규모 임상시험들(VITAL, STRENGTH 등)을 종합해보면, 일반적인 용량의 오메가3 보충제 섭취는 심혈관 질환 예방이나 사망률 감소에 뚜렷한 효과를 보여주지 못했다. 2018년, 7만 8천 명의 데이터를 분석한 메타 연구에서도 오메가3 캡슐이 심장 마비나 뇌졸중을 막아준다는 근거는 발견되지 않았다. 다만 VITAL 같은 연구에서도 모든 결과가 〈0점〉은 아니었다. 전체 주요 사건은 크게 줄지 않았지만, 일부 지표(예: 심근경색)에서는 신호가 관찰되기도 했다.

예외도 있다. 고위험 환자에게 고순도 EPA를 하루 4그램 처방한 REDUCE-IT 연구에서는 심혈관 사건이 25% 줄었다. 여기서 핵심은 〈고위험 환자〉와 〈고용량 처방〉이라는 조건이다. 일반인이 마트에서 사는 1그램짜리 캡슐과는 출발선이 다르다. 건강한 심장은 알약 하나로 얻어지는 마법이 아니다. 지중해식 식단처럼 생선과 채소를 골고루 먹는 식습관이 심장을 지키는 것이지, 식단은 엉망인데 캡슐만 더한다고 해서 혈관이 청소되는 건 아니라는 뜻이다.

③ 고용량의 역설: 심장을 뛰게 하는가, 진정시키는가

더 큰 혼란은 〈효과가 생각보다 소박하다〉를 넘어, 위험 가능성까지 제기되었다는 점이다. 최근 의학계가 가장 민감하게 보는 이슈는 심방세동atrial fibrillation이다. 2021년 메타분석 연구들은 오메가3 보충제가 심방세동 발생 위험을 높일 수 있다고 경고했다. 특히 용량이 높을수록(하루 1그램 이상) 위험도 커진다는 결과는 〈심장을 위해 먹은 보충제가 심장을 불안정하게 만든다〉는 불안을 가져왔다.

하지만 반전도 있다. 2025년 〈미국심장협회지(JAHA)〉에 발표된 연구는 반대되는 이야기를 내놓았다. 영국 바이오뱅크UK Biobank 데이터를 분석했더니, 혈액 속 오메가3 농도가 높은 사람일수록 오히려 심방세동 위험이 낮았다는 것이다.

그럼 누가 맞는 걸까? 주목해야 할 점은 섭취 기간과 방식의 차이다. 임상시험처럼 단기간에 고용량 캡슐을 쏟아부으면 심장 전기 신호에 교란을 줄 수 있지만(부작용), 평소 생선을 즐겨 먹으며 자연스럽게 오메가3 수치를 높게 유지해 온 사람의 심장은 오히려 더 튼튼하다(보호 효과)고 해석할 수 있다.

논쟁의 결론은 식탁으로 돌아온다. 심장을 위해 고용량을 약처럼 쓰려면 더 신중해야 하고, 음식으로 자연스럽게 섭취하는 오메가3는 상대적으로 안전하다. 아직까지는 생선을 자주 먹는 게 오메가3 캡슐보다 낫다.*

* 참고: 오메가3 지방산은 본문에서 언급한 심방세동 외에는 대개 심각한 부작용 위험이 거의 없는 안전한 성분이다. 가장 흔한 가벼운 부작용으로는 트림, 비린 뒷맛, 메스꺼움, 가

④ 산패라는 복병

여기에 품질 문제도 더해진다. 오메가3는 산화되기 쉽다. 쉽게 말해, 공기와 빛에 닿으면 썩는다(산패). 일부 조사에서는 산화 지표가 높은 제품이 나오기도 한다. 이렇게 되면 효과가 떨어질 뿐 아니라 몸에 해로울 수도 있다. 효과에 앞서 제조·보관·산화 지표 관리를 기본 스펙으로 따져봐야 한다.

2. 혈관, 뇌, 눈: 세 가지 약속의 진실

① 혈관 청소: 1그램의 한계

가장 흔한 오해는 〈오메가3 한 알을 먹으면 기름진 피가 맑아지겠지〉라는 믿음이다. 하지만 냉정한 생리학의 세계에서 〉피를 맑게 하는(중성지방을 낮추는)〉 효과는 철저히 용량 싸움이다. 임상 연구들에 따르면, 중성지방(TG) 수치를 유의미하게(20~30%) 낮추려면 하루에 최소 3~4그램의 고용량 처방이 필요하다. 우리가 흔히 먹는 건강기능식품의 권장 섭취량인 1그램(한 알) 용량으로는 중성지방 수치 자체를 떨어뜨리는 효과를 기대하기 어렵다. 쉽게 말해, 하루 한 알의 오메가3는 혈관이 꽉 막히는 걸 막아주는 최소한의 윤활유는 될 수 있어도, 이미 쌓인 기름때를 벗겨내는 강력한 세제는 아니다.

러움증, 피부 발진 등이 있다. 그러나 항응고제와 함께 오메가3 섭취를 크게 늘릴 경우, 출혈이나 멍이 나타나는지 살펴봐야 한다.

② 기억력 개선: 뇌를 위한 보험인가, 위약인가

깜빡깜빡하는 부모님을 위해 오메가3를 사는 사람들도 많다. 뇌세포막의 주성분이 DHA인 것은 사실이니, 이론적으로는 완벽해 보인다. 한국 식약처 역시 하루 0.9그램 이상 섭취 시 기억력 개선에 도움을 줄 수 있다고 인정한다.

하지만 연구 결과는 기대에 미치지 못한다. 이미 치매가 진행된 환자에게 오메가3는 효과를 보여주지 못했다. 건강한 노인들도 마찬가지다. 여러 임상시험을 종합해 봐도, 오메가3를 먹는다고 해서 기억력이 뚜렷하게 좋아졌다는 증거는 나오지 않았다.

그나마 가벼운 인지 장애(MCI) 단계에서는 일부 긍정적인 신호들이 있지만, 효과가 있다고 단언하기엔 근거가 너무 약하다.

요약하면 오메가3는 망가진 뇌를 고치는 약이 아니며, 예방 효과도 불확실하다. 먹으면 머리가 좋아진다는 건 과장이고, 뇌가 덜 늙는다는 믿음조차 희망 사항에 가깝다는 게 현재 과학의 답이다.

③ 건조한 눈: 드림DREAM 스터디의 충격

안구 건조증에 대해서도 논란이 많다. 실제로 효과를 봤다는 후기가 넘쳐난다. 하지만 2018년 발표된 대규모 임상 연구인 드림DREAM 스터디는 이 믿음에 균열을 냈다.

미국 국립보건원(NIH)의 지원을 받아 535명의 안구 건조증 환자를 대상으로 1년간 진행한 이 실험에서, 고용량

(3,000밀리그램) 오메가3를 먹은 그룹과 올리브오일(위약)을 먹은 그룹 사이에 증상 개선의 차이가 거의 없었다. 두 그룹 모두 증상이 좋아졌는데, 이는 오메가3의 약효라기보다 플라시보 효과였을 가능성이 크다. 또한 대체로 임상시험에 참여하면 연구 참여자들의 치료 과정을 꼼꼼히 관리하게 되는데, 이 과정에서 자연스럽게 증상이 호전되었을 수도 있다.

물론 반론도 있다. 〈실험 조건이 너무 가혹했다〉, 〈오랫동안 먹으면 다르다〉는 주장이다. 하지만 적어도 〈먹기만 하면 눈이 촉촉해진다〉는 식의 광고는 과학보다는 마케팅에 가깝다.

세 가지 성적표가 말해주는 결론은 하나다. 오메가3는 질병을 치료하는 약이라기보다, 식단이 부족할 때 빈틈을 메우는 보조에 가깝다. 캡슐 하나로 뚜렷한 변화를 기대하기보다는, 생선 섭취와 생활습관을 먼저 세운 뒤 필요하면 덧붙이는 편이 현실적이다.

이것은 약인가, 식품인가

앞서 나는 약과 음식의 경계가 과학적 성분 그 자체보다는 인위적인 선에 가깝다고 말했다. 센트룸 같은 종합비타민이 그렇다. 전에는 일반의약품으로 약국에서만 살 수 있었는데 2017년부터는 건강기능식품으로 분류되어 마트에서도 살 수 있다. 본질적 성분 구성이 바뀐 건가? 아니다. 기업의 마케팅 전략과 판매 채널이 바뀐 것일 뿐이다.

오메가3도 이 모호한 경계선 위에 서 있다. 비타민이나 유산균과 달리, 오메가3는 병원에서 의사가 처방하는 전문의약품이기도 하다. 중성지방 수치가 위험 수준으로 높은 환자에게 의사들은 오마코 같은 고순도 오메가3 제제를 처방한다. 동시에 마트와 온라인에서는 혈관에 좋은 기름이라는 얼굴로 아주 익숙하게 팔린다.

여기서 혼란이 발생한다. 같은 성분이 서로 다른 제도 안에서 서로 다른 말로 불린다. 약이라고 불리면 치료의 언어가 따라붙고, 건강기능식품이라고 불리면 관리의 언어가 따라붙는다. 소비자들이 함량을 모르는 게 아니다. 오히려 알고 있기 때문에 더 헷갈린다. 〈캡슐 하나에 EPA·DHA가 이만큼 들어 있으면, 결국 비슷한 거 아닌가?〉라는 질문이 자연스럽게 나온다.

게다가 한국의 건강기능식품 기준을 보면, 오메가3는 애초에 소량 보충만 허용된 성분이 아니다. 식약처 기준에서 EPA와 DHA의 합은 혈중 중성지질·혈행 개선 목적이면 하루 0.5~2그램, 기억력 개선은 0.9~2그램, 건조한 눈 개선은 0.6~2.24그램처럼 꽤 넓은 범위로 설정되어 있다. 그러니 〈건기식은 1알, 약은 몇 알〉처럼 숫자만으로 선을 긋기보다, 같은 용량대가 제도 안에서 서로 다른 의미로 읽히는 상황이 더 정확하다.

오메가3의 이중성은 효과를 둘러싼 선악 구도라기

보다, 분류가 만든 관점의 차이에 가깝다. 같은 오메가3라도 어떤 맥락에서는 치료의 도구로, 어떤 맥락에서는 식습관을 보완하는 도구로 읽힌다. 한국에서 특히 이 경계가 더 흐릿하게 느껴지는 이유도 여기에 있다. 규제와 기준은 다를 수 있지만, 소비자 입장에서는 〈어차피 생선 기름인데〉라는 감각이 먼저 오기 때문이다.

결국 질문은 〈약이냐, 식품이냐〉라는 딱지보다, 내가 지금 이 오메가3를 어떤 목적으로, 어떤 용량으로, 어떤 기대를 걸고 쓰고 있느냐로 옮겨간다. 같은 성분이라도 치료의 언어로 읽히는 순간 기대치가 커지고, 관리의 언어로 읽히는 순간 일상 속 보조 장치가 된다. 오메가3 논쟁은 대개 그 기대의 온도 차에서 시작된다.

다음 장에서는 그런 기대의 온도 차가 가장 큰 영양제, 유산균에 대해 살펴보자. 오메가3가 기름이라면 유산균은 생명체다—그래서 약속도 훨씬 과감해진다.

오메가3, rTG가 정말 정답일까

약국이나 인터넷 쇼핑몰에서 오메가3를 고르다 보면 rTG라는 단어가 수식어로 붙어 있는 것을 볼 수 있다. 판매자들은 이를 3세대 오메가3라 부르며, 기존 제품보다 흡수율이 월등히 높다고 광고한다. 예전엔 가격도 확연히 더 비쌌다. 과연 rTG는 그 값을 할까.

결론부터 말하면 rTG는 분명 장점이 있는 형태다. 하지만 가성비까지 좋은지는 따져봐야 한다. 이를 이해하려면 오메가3의 진화 과정을 알아야 한다. 업계에서는 이를 세대로 나눠 부른다.

1세대는 TG형이다. 생선에서 갓 짜낸 자연 상태의 기름이다. 흡수는 잘 되지만 상대적으로 EPA·DHA 비율이 낮은 경우가 많다. 알약은 큰데 정작 유효 성분은 적다는 뜻이다. 그래서 나온 2세대가 EE형이다. 에탄올을 붙여 잡기름을 걸러내고 순도를 높였다. 문제는 에탄올 탓에 소화 흡수가 조금 더디다는 점이다. 이 단점을 보완한 것이 3세대 rTG형이다. 순도를 높인 EE형을 다시 자연 상태인 TG형으로 가공했다. 즉, 순도도 높고 흡수도 잘 된다. 이론적으로는 완벽하다.

문제는 마케팅이 강조하는 흡수율의 함정이다. rTG의 흡수율이 EE보다 높은 것은 사실이다. 하지만 연구에 따르면 그 차이는 섭취 초기에 두드러질 뿐, 몇 달간 꾸준히 복용하면 혈중 오메가3 농도 차이가 크지 않다는 결과도 있다. 더 중요한 건 먹는 방법이다. 오메가3는 지용성, 즉 기름이다. 지방이 들어 있는 식사 직후에 먹으면 담즙이 나와 흡수가 잘 된다. 2세대 EE형이라도 식사 후에만 잘 챙겨 먹으면 흡수율 격차는 상당히 줄어든다. 흡수율 숫자 때문에 강박적으로 rTG만 고집할 필요는 없다는 얘기다.

한국 건강기능식품 시장은 이미 rTG가 주류가 되었고, 대량 생산 덕분에 가격 장벽도 거의 사라졌다. 그러니 영양제를 고른다면 굳이 EE를 고집할 필요 없이 rTG를 선택해도 충분하다. 주목할 점은 병원에서 처방받는 전문의약품은 여전히 EE 형태가 많다는 사실이다. 이게 무엇을 의미할까? 흡수율 면에서 형태보다 〈언제 먹느냐〉가 더 중요하다는 뜻이다. 영양제든 약이든, 오메가3는 기름진 식사 직후에 먹는 것이 흡수율을 높이는 가장 확실한 방법이다.

덧붙이면, 이 원리는 비타민 D에도 적용된다. 비타민D가 거의 대부분 연질캡슐로 바뀐 것도 흡수율 마케팅 때문이다. 하지만 비타민D도 연질캡슐이냐 일반 정제냐보다 식후냐 식전이냐가 더 중요하다. 비타민D 보충제를 하루 중 제일 식사량이 많을 때 복용하면 혈중 농도가 약 50% 증가한다는 연구 결과가 있다.

03
프로바이오틱스

100억 마리의 숫자가 숨긴 비밀

세입자와 관광객

〈살아서 장까지.〉 이 짧은 카피는 한국 유산균 시장을 지배하는 절대 명제가 되었다. 사람들은 유산균을 먹으면 이 균들이 위산의 공격을 뚫고 무사히 장에 도착해, 그곳에 자리를 잡고 번식하며 평생 내 몸을 지켜줄 것이라 상상한다. 마치 황무지에 나무를 심어 숲을 만드는 것처럼 말이다.

하지만 미생물학의 세계에서 우리가 먹는 유산균은 나무가 아니라 나그네에 가깝다. 전문 용어로는 일시적 집락transient colonization이라고 한다. 쉽게 말해, 잠시 머물다 떠나는 관광객이라는 뜻이다.

왜 그럴까. 우리의 장은 애초에 텅 빈 공터가 아니기 때문이다. 태어날 때부터 자리를 잡은 수십 조 마리의 토착 미생물들이 빽빽하게 들어찬 거대한 정글이다. 이 기존 세입자들은 텃세가 어마어마하다. 외부에서 캡슐을 타고 들어온 낯선 균이 비집고 들어갈 틈을 좀처럼 내주지 않는다.

여기서 잠깐 용어를 정리하고 가자. 과거에는 유산균이라는 말을 썼지만 최근에는 프로바이오틱스가 더 정확한 표현으로 쓰인다. 유산(젖산)을 만들어내는 균이라고 다 유익균인 것도 아니고, 유익균 중에는 젖산을 만들어내지 않는 균이나 심지어 세균이 아닌 효모도 포함되기 때문이다. 간단히 말해, 프로바이오틱스는 유산균보다 넓은 의미로 〈인체에 유익한 균〉을 총칭한다. 이 책에서도 이제부터는 프로바이오틱스로 통일해 부르겠다.

이 거센 텃세 때문에 대부분의 프로바이오틱스는 장벽에 잠시 붙어서 유해균을 억제하거나 면역 세포를 자극하는 등 좋은 일을 한 뒤, 며칠 내로 대변과 함께 배출된다. 매일 아침 화장실에서 내보내는 그 안에는 며칠 전 비싼 돈을 주고 사 먹은 프로바이오틱스의 사체가 가득하다는 얘기다.

이것이 프로바이오틱스를 매일 먹어야 하는 진짜 이유다. 한번 먹으면 장에 정착해서 계속 번식한다면 굳이 매일 챙겨 먹을 필요가 없을 것이다. 하지만 그들은 영구적인 거주자가 아니라, 매일매일 투입되어야만 효과를 내는 지나가는 나그네다.

그렇다고 실망할 필요는 없다. 관광객이 도시에 돈을 쓰고 활기를 불어넣듯, 나그네 프로바이오틱스도 장을 통과하는 그 짧은 시간 동안 충분히 의미 있는 변화를 만들 수 있다. 이를테면 장 점막을 튼튼하게 하고, 산도(pH)를 낮춰 나쁜 균이 살기 어렵게 만든다.

누군가는 프로바이오틱스를 먹고 나서 몸이 더 좋아졌다고 말한다. 그럴 수 있다. 실제로 이익을 경험하는 사람도 있다. 그럴 때는 자신에게 맞는 짝을 찾아서 다행이라 생각하고 먹으면 된다.

중요한 건 환상을 버리는 일이다. 〈이걸 먹으면 내 장 내 세균 숲이 통째로 바뀔 거야〉라는 기대는 100억 마리의 용병으로 수십 조 마리의 정규군을 이기겠다는 것과 같다. 프로바이오틱스는 장을 점령하는 정복자가 아니다. 매일 파견되는 지원군이다. 그리고 그 지원군이 해줄 수 있는 일에는 분명한 한계가 있다.

100억 마리의 함정: 투입이냐 보장이냐

프로바이오틱스를 고를 때 소비자가 가장 먼저 보는 것은 숫자다. 제품 포장지에는 자랑스럽게 10억, 100억, 심지어 1,000억이라는 숫자가 적혀 있다. 자본주의 사회에서 숫자는 곧 성능이다. 1억짜리 제품보다 100억짜리 제품이 100배 더 좋을 것이라는 믿음은 직관적이다. 하지만 유산균 시장에서 이 직관은 종종 배신당한다.

여기에는 교묘한 말장난이 숨어 있다. 바로 투입 균 수와 보장 균 수(표시 균 수)의 차이다. 투입 균 수는 말 그대로 공장에서 제품을 만들 때 쏟아부은 균의 수다. 제조사는 〈우리는 500억 마리를 넣었습니다〉라고 광고한다. 거짓말은 아니다. 문제는 그 균들이 입에 들어갈 때까지 살아있느냐다. 유산균은 열과 습기에 취약하다. 유통 과정에서 죽고, 매대에 진열된 동안에도 죽는다.

그래서 소비자가 확인해야 할 기준이 보장 균 수(표시 균 수)다. 보장 균 수는 소비기한까지 남아있는 생균 수를 뜻한다. 보통 CFU(Colony Forming Units)라는 단위로 표기한다. (CFU는 엄밀히 균의 마리 수가 아니지만, 이해를 돕기 위해 이후부터는 편의상 마리 수라는 표현을 쓰겠다.) 소비기한이 끝나는 날까지 최소한 이만큼은 살아있어야 한다는 약속이다. 우리가 확인해야 할 숫자는 투입된 500억이 아니라, 소비기한까지 살아남은 100억이다. 화려한 투입 균 수 마케팅에 속아, 정작 보장 균 수는 형편없는 제품을 비싸게 사는 실수를 범하지 말아야 한다.

하지만 숫자가 높다고 무조건 능사일까? 아니다. 보장 균 수는 살아서 장에 도달한 숫자가 아니라, 포장 속에 남아 있는 생균의 수다. 100억 마리가 10억 마리보다 10배 더 효과적일까? 그렇지 않다. 중요한 것은 양보다 질이다.

전쟁을 생각해보자. 오합지졸 병사 100명과 잘 훈련된 특수부대원 10명이 싸운다면 누가 이길까? 장내 생태계라는 거친 정글에서 살아남으려면, 단순히 머릿수만 많은 것보다 위산과 담즙산을 견디고 장 끝까지 살아서 도착하는 생존력이 더 중요하다.

그래서 따져봐야 할 것이 균주strain다. 단순히 락토바실러스라고 적혀 있는 것보다, 뒤에 영어와 숫자가 붙은 이름표(예: LGG, BB-12 등)가 있는지 확인해야 한다. 이것은 균의 족보와 같다. 수많은 연구 논문을 통해 효과가 검증된 명문가 출신 균주인지, 아니면 족보도 없이 숫자만 채운 싸구려 균주인지를 보여주는 신분증이다. 실제로 싸구려 균주로 숫자만 채운 제품도 제법 많다.

결국 100억이라는 숫자는 최소한의 스펙일 뿐, 효과를 보증하는 절대적 기준은 아니다. 100억 마리의 허약한 병사보다, 10억 마리의 정예 요원이 장이라는 실전에서 성과를 낼 가능성이 더 크다.

확장된 영토: 어디까지가 진짜일까?

앞서 말했듯 100억이라는 숫자는 생존을 위한 최소한의 스펙일 뿐이다. 그렇다면 그 균들이 살아서 장에 도착했을 때, 도대체 무슨 일을 할 수 있을까?

한국 시장에서 프로바이오틱스의 기능성은 상당히 넓은 범위에 걸쳐 있다. 기본적인 장 건강과 면역력 증진은 기본이고, 현대인의 고질병인 과민성 대장 증후군(IBS)의 더부룩함을 달래거나, 항생제 복용 시 잦은 설사를 예방하는 목적으로도 널리 쓰인다.

최근에는 그 영역이 더욱 확장되고 있다. 특정 균주

가 아토피 피부염을 완화하고, 여성의 질 건강을 지키며, 심지어 간을 보호하거나 체지방을 태워준다는 개별 인정형 제품들이 쏟아져 나온다. 거의 만병통치약의 지위에 오를 기세다. 하지만 국제적 기준으로 보면, 각각의 기능성에 대한 성적표는 조금씩 다르다.

1. 확실함: 항생제 설사 예방

가장 근거가 탄탄한 분야는 항생제 관련 설사 예방이다. 항생제는 나쁜 균만 죽이는 게 아니라 장내 유익균까지 무차별 폭격하기 때문에 설사를 유발하기 쉽다. 이때 LGG(Lactobacillus rhamnosus GG)나 사카로마이세스 보울라디(Saccharomyces boulardii) 같은 특정 균주를 함께 섭취하면 설사 위험을 유의미하게 낮춘다는 것이 세계소화기학회(WGO) 등 여러 가이드라인에서 인정받았다.

2. 애매함: 과민성 대장 증후군(IBS)

많은 사람이 IBS 때문에 유산균을 찾지만, 의학계의 입장은 조심스럽다. 미국소화기학회(AGA)는 2020년 가이드라인에서 IBS를 포함한 많은 소화기 질환에서 프로바이오틱스 사용에 대해 〈권고할 만큼 근거가 충분치 않다〉며 신중한 태도를 취했다. 전혀 효과가 없다는 게 아니다. 균주마다, 사람마다 결과가 너무 들쭉날쭉해서 의사가 처방약처럼 권하기엔 애매하다는 뜻이다. 다만, 가스가 차거나 더부룩한 증상을 완화하는 데는 일부 도움이 될 수 있다는 점은 인정된다.

3. 조건부: 아토피와 면역

먹으면 아토피가 낫는다는 건 과장이다. 하지만 예방 측면에서는 의미가 있다. 세계알레르기기구(WAO)는 알레르기 질환 위험이 높은 임산부나 수유부가 프로바이오틱스를 섭취할 경우, 아이의 습진(아토피) 발생 위험을 낮출 수 있다고 조건부로 권고한다. 다만 이 권고는 조건부이고 근거 수준이 높진 않다. 이미 생긴 성인 아토피를 치료하는 효과에 대해서도 아직 근거가 약하다.

4. 아직은 마케팅의 영역: 다이어트, 질 건강, 간 건강

가장 핫한 시장인 다이어트 유산균이나 질 유산균 등은 어떨까. 한국 식약처에서는 특정 균주의 기능성에 대해 제도적으로 판단한 것일 수 있지만, 국제적으로 표준 치료로 채택된 것은 아니다. 아직 주류 의학의 영역이라기보다 가능성 있는 신소재 단계 정도에 머문다. 소규모 연구에서 긍정적 결과가 나왔을지라도, 대규모 임상시험을 통해 표준 치료법으로 인정받기에는 아직 갈 길이 멀다.

프로바이오틱스는 먹으면 다 좋다는 두루뭉술한 믿음에서 벗어나야 한다. 중요한 건 숫자가 아니라 선택이다.

첫째, 내 목적이 무엇인지. 둘째, 그 목적에 대해 검증된 균주가 무엇인지. 셋째, 그 균주 이름이 제품에 정확히 적혀 있는지—영문과 숫자 코드까지 확인하는 게 좋다.

우리가 약을 쓸 때 눈병엔 안약, 피부병엔 연고를 고르듯 프로바이오틱스도 마찬가지다. 단순히 〈유산균 100억〉이라는 문구만 보고 모든 효과를 기대하는 건, 감기약 하나로 배탈까지 고치길 바라는 것과 같다. 한국의 마케팅은 화려하고 제도는 관대하다. 그럴수록 소비자의 선택은 더 깐깐해져야 한다.

〈내 똥은 너와 다르다〉: 개인차의 미스터리

〈옆집 철수 엄마는 이거 먹고 변비가 싹 사라졌다는데, 왜 나는 가스만 차고 더 더부룩하지?〉

유산균 커뮤니티나 쇼핑몰 후기에서 흔히 볼 수 있는 하소연이다. 타이레놀은 대부분의 사람에게 두통약이고, 적어도 약효의 방향이 크게 흔들리지 않는다. 하지만 프로바이오틱스는 다르다. 누군가에게는 인생 유산균이 다른 누군가에게는 복부 트러블의 시작이 되기도 한다. 배우자는 아무렇지 않은데 나는 먹고 설사가 난다며 고통을 호소하는 경우도 제법 많다.

이유는 간단하다. 사람마다 지문이 다르듯, 장내 미생물 생태계(마이크로바이옴)의 지도가 천차만별이기 때문이다.

우리의 장은 수백, 수천 종의 세균이 이미 거대한 생

태계를 이루고 있는 곳이다. 어떤 사람은 A라는 균이 우점하고 있고, 어떤 사람은 B라는 균이 득세한다. 여기에 외부에서 C라는 새로운 균(프로바이오틱스)을 투입한다고 치자. A균이 많은 장에서는 C균과 협력해 시너지를 낼 수 있지만, B균이 많은 장에서는 토착 미생물들과 부딪히며 소화불량, 가스, 복통 같은 신호를 만들 수 있다. 하지만 이것은 이해를 돕기 위해 단순화한 예시다. 아직까지 개인의 지문과 같은 수천 종의 장내 미생물이 개별 프로바이오틱스에 어떻게 반응하는지 예측할 수 있는 방법은 없다.

그래서 프로바이오틱스는 과학이라기보다 〈생체 실험〉에 가깝다. 아무리 비싸고 균수가 많은 제품이라도, 내장 속 토착 미생물들과 궁합이 맞지 않으면 소용이 없다. 일단 한 달 정도 먹어보고, 몸의 반응을 살피는 것 말고는 별다른 방도가 없다. 내 몸이 실험실이고, 내가 곧 연구 대상인 셈이다. 남들의 후기는 힌트를 줄 뿐, 내게 맞을지는 직접 써봐야 아는 영양제. 그것이 바로 프로바이오틱스다.

그럼 〈생체 실험〉은 어떻게 설계해야 하나

실험에는 설계가 필요하다. 프로바이오틱스도 마찬가지다. 아무거나 집어 들고 한 번에 여러 제품을 섞어 먹으면, 효과가 있든 없든 무엇이 도움이 된 건지 알 수 없다. 실험의 원칙은 단순하다. 하나씩, 천천히, 기록하면서.

1. 용량: 낮게 시작하라

처음부터 최대용량으로 밀어붙이지 말고, 절반이나 3분의 1 수준으로 시작한다. 가루 형태라면 나눠 먹고, 알약이라면 격일로 먹는 식이다. 가스·복통·설사가 생기면 〈나랑 안 맞는 걸까?〉보다 먼저 〈너무 급하게 넣었나?〉를 의심하라. 균의 생존률을 높이려고 반드시 식전을 고수할 필요는 없다. 식후에 먹으면 음식에 희석되어 불편감을 줄일 수 있다. 저용량으로 몸이 적응할 시간을 주는 게 첫 단계다.

2. 기간: 최소 2주, 보통 4주

하루 이틀 먹고 〈효과 없네〉라고 결론 내리기 쉽다. 반대로 이틀 좋았다가 바로 인생템으로 확정하는 것도 섣부르다. 최소 2주, 가능하면 4주는 같은 제품, 같은 용량으로 유지해야 신호가 보인다. (그 사이에 제품을 바꾸면 실험은 리셋이다.)

3. 증상 기록: 〈좋아짐〉보다 〈불편함〉을 숫자로

좋아진 것 같다는 기억은 쉽게 미화된다. 기록은 차갑게 남는다.

배변: 횟수 / 형태(묽음~딱딱함) / 배변 시 힘듦 정도
복부: 가스 / 복통 / 팽만감(0~10점 척도)
타이밍: 복용 후 몇 시간 뒤 시작되는지
이 정도만 메모해도 〈유산균 때문인지, 어제 먹은 음식 때문

인지〉 구분이 된다. 특히 불편감은 숫자로 남겨라. 〈조금 안 좋았던 것 같아〉보다 〈복통 7점〉이 훨씬 정직하다.

4. 중단 기준: 내 몸이 빨간불을 켜면 끊어라

가벼운 가스는 적응기에 흔한 신호지만, 설사가 계속되거나 복통이 뚜렷하게 악화되면 멈추는 게 맞다. 특히 혈변, 발열, 탈수처럼 위험 신호가 있으면 유산균 적응기가 아니라 병원 갈 타이밍이다. 건강을 갉아먹으면서까지 실험할 필요가 없다.

5. 변수 통제: 동시에 바꾸지 말 것

프로바이오틱스를 시작한 주에 식단도 바꾸고, 단백질 파우더도 추가하고, 술도 끊으면… 결과는 미궁 속으로 빠진다. 최소한 그 기간만큼은 다른 큰 변수를 건드리지 않는 것이 정석이다.

내 장은 예민한 실험실이다. 실험답게 접근하라. 돈과 시간을 아끼는 가장 확실한 방법이다.

뇌를 지배하는 장? (장-뇌 축의 오해와 진실)

최근 프로바이오틱스 시장의 마케팅은 장에서 멈추지 않는다. 이제는 뇌까지 뻗어 나갔다. 〈행복 호르몬인 세로토닌의 95%가 장에서 만들어진다〉는 문장을 앞세워, 프로바이오틱스를 먹으면 우울증이 낫고 성격이 밝아질 것처럼

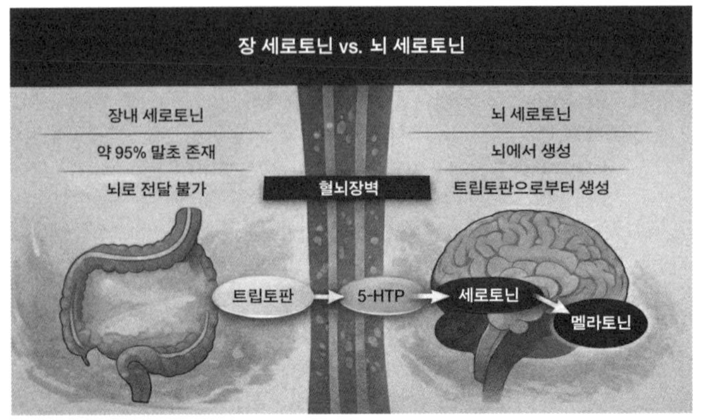

장에서 만들어진 세로토닌은 혈뇌장벽 때문에 뇌로 전달되지 못한다

광고한다. 이른바 〈행복 호르몬〉 마케팅이다.

세로토닌의 95%가 장에서 만들어진다는 말은 사실이다. 문제는 그 다음 문장이다. 장내에서 만들어진 세로토닌은 기분 조절용 세로토닌이 아니다. 장에서 만든 세로토닌이 뇌로 올라가 우리를 행복하게 만드는 구조가 아니라는 얘기다.

뇌와 혈관 사이에는 혈뇌장벽blood-brain barrier이라는 까다로운 검문소가 있다. 장에서 합성된 세로토닌은 분자 구조상 이 장벽을 통과하지 못한다. 뇌에서 쓰이는 기분 조절용 세로토닌은 뇌가 재료(주로 트립토판)를 받아 스스로 만들어 쓴다. 장의 세로토닌 공장과 뇌의 세로토닌 공장은 서로 연결된 컨베이어벨트가 아니라, 다른 부서다.

그렇다면 장에 있는 95%의 세로토닌은 뭘 하느냐. 행복을 주는 게 아니라 일을 한다. 장을 꿈틀거려 음식물을 내려보내고(연동 운동), 소화액 분비를 조절한다. 상한 음식을 먹었을 때 구토나 설사를 유도해 독소를 빨리 내보내는 것도, 이 세로토닌 신호가 관여한다.

여기서 중요한 건 〈많을수록 좋다〉는 결론이 절대 아니라는 점이다. 캐나다 맥마스터대 연구진은 2019년 리뷰 논문에서 장내 세로토닌을 〈축복이자 저주〉로 정리했다. 적당하면 소화 기능을 원활히 조율하지만 장내 세로토닌이 과도할 때 생기는 부작용은 실제로 고통스럽다. 장이 너무 빨리 움직여 설사가 나고, 내장 감각이 예민해져 배가 수시로 아플 수 있다. 실제로 과민성 대장 증후군(IBS) 치료에 쓰이는 약들은 오히려 세로토닌 신호를 차단하는 것들이다.

물론 장과 뇌가 서로 신호를 주고받는 장-뇌 축 자체는 실재한다. 미주신경, 면역 신호, 대사산물 등 다양한 경로가 있다. 하지만 그걸 〈프로바이오틱스 → 장내 세로토닌 증가 → 행복〉 같은 직선 도식으로 바꾸는 순간, 과학은 마케팅 문장으로 납작해진다.

뇌 건강을 위해 프로바이오틱스를 먹겠다는 선택을 말릴 이유는 없다. 다만 〈캡슐 하나로 행복 버튼을 누른다〉는 기대만은 내려놓는 편이 좋다. 장 건강이 뇌에 영향을 주는 건 맞지만, 그건 세로토닌이 직접 뇌로 올라가서가 아니라 장내 환경의 개선 때문이다. 그 환경을 만드는 데는 프로바이오틱스만으로는 부족하다. 채소, 콩류, 통곡물, 발효 식품처럼 장내 미생물에게 먹이를 꾸준히 공급하는 음식이 함께 있어야 한다.

캡슐 대신 김치: 스탠퍼드 연구의 반전

〈그래서 뭘 먹으라는 겁니까?〉 프로바이오틱스 캡슐이 지나가는 나그네에 불과하다면, 우리는 어떻게 장내 정원을 가꿔야 할까. 2021년, 스탠퍼드 대학 연구진이 저명한 학술지 『셀Cell』에 발표한 흥미로운 연구가 그 답을 준다.

연구진은 건강한 성인 36명을 두 그룹으로 나눴다. A그룹은 10주 동안 발효식품을 집중적으로 먹게 했다. 요거트, 김치, 콤부차, 케피어 같은 음식들이다. B그룹은 식이섬유를 먹게 했다. 콩, 통곡물, 채소, 과일 등 전통적으로 장에 좋다고 알려진 프리바이오틱스 식단이다.

결과는 예상 밖이었다. 승자는 압도적으로 발효식품이었다. 발효식품을 하루 6회 분량(예를 들어, 아침 요거트, 점심 콤부차, 저녁 김치) 먹은 A그룹은 장내 미생물의 다양성이 크게 증가했다. 더 놀라운 건 염증 수치다. 체내 염증을 나타내는 19가지 지표가 뚜렷하게 감소했다. 특히 류머티즘 관절염이나 당뇨병과 관련된 염증 단백질인 〈인터루킨6〉 수치가 뚝 떨어졌다.

여기서 재미있는 사실이 하나 있다. 늘어난 장내 미생물 중 발효식품에서 직접 유래한 균은 고작 5%에 불과했다. 나머지 95%는 어디서 왔을까? 연구를 주도한 저스틴 소

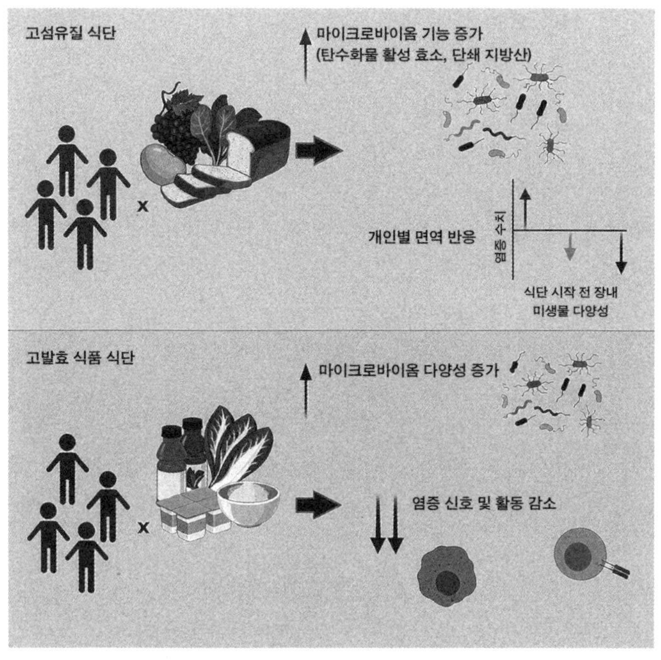

스탠퍼드 대학 연구팀의 〈고섬유질 식단 vs. 고발효 식품 식단〉에 관한 연구 요약

넨버그 교수는 〈발효식품이 장내 환경 자체를 비옥하게 만들어, 잠자고 있던 토착 미생물들을 깨우거나 외부의 다른 균들이 살기 좋게 만들었을 것〉이라고 추정했다. 즉, 발효식품은 단순한 용병 투입이 아니라, 장이라는 토양 자체를 개량한 셈이다.

반면, 식이섬유를 2배로 늘린 B그룹의 결과는 다소 실망스러웠다. 장내 미생물 다양성에는 큰 변화가 없었고, 염증 수치도 줄지 않았다. 심지어 원래 장내 미생물 다양성

209

이 낮았던 일부 참가자는 식이섬유를 많이 먹자 오히려 염증 수치가 오르고 복부 팽만을 호소했다.

그렇다면 섬유질은 장에 좋다는 상식은 틀린 걸까? 그렇지 않다. 문제는 타이밍과 일꾼이었다. 섬유질은 미생물의 먹이다. 하지만 아무리 좋은 먹이(건축 자재)를 쏟아부어도, 그것을 처리할 일꾼(미생물)이 부족하면 공사장은 난장판이 된다. 다양성이 낮은 사람의 장에는 거친 섬유질을 분해할 미생물이 부족했기 때문에, 소화되지 못한 섬유질이 장에 쌓여 가스를 만들고 염증을 일으킨 것이다.

연구진은 〈연구 기간이 10주로 짧았기 때문일 수 있다〉는 단서를 달았다. 섬유질이 효과를 내려면 미생물 생태계가 먹이에 적응하고 번식할 충분한 시간이 필요하다. 10주는 거친 섬유질을 소화할 만큼 강력한 일꾼을 키우기에는 너무 짧은 시간이었을지 모른다.

이 연구가 우리에게 주는 메시지는 명확하다. 장 건강을 위해서는 순서가 필요하다는 것이다. 평소 장이 예민하고 가스가 잘 차는 사람이라면, 무턱대고 고섬유질 식단(현미, 콩, 생채소)부터 시작하는 건 좋은 전략이 아니다. 먼저 발효식품(김치, 요거트, 된장 등)을 통해 장내 생태계의 다양성을 확보하고 환경을 비옥하게 만들어야 한다. 그렇게 일꾼들을 먼저 늘려 놓은 뒤, 그들에게 질 좋은 먹이(섬유질)를 공급할 때 비로소 장내 정원은 울창해진다.

캡슐은 균을 넣는다. 발효식품은 환경을 바꾼다. 스

탠퍼드대 연구가 보여준 건 후자의 힘이다. 100억 균을 삼키기 전에, 먼저 그들이 살아남을 수 있는 장을 만들어라. 그 시작은 오늘 저녁 식탁 위의 김치 한 접시다.

헷갈리는 용어 정리: 프로, 프리, 포스트, 신바이오틱스까지

유산균 제품을 고르다 보면 비슷한 듯 다른 용어들이 등장해 머리를 아프게 한다. 프로바이오틱스, 프리바이오틱스, 신바이오틱스, 그리고 최근 뜨고 있는 포스트바이오틱스까지. 핵심만 간단히 정리해보자.

1. 프로바이오틱스probiotics: 외부에서 투입하는 살아있는 균

우리가 흔히 〈유산균〉이라 부르는 것의 정식 명칭이다. 적정량을 섭취했을 때 사람의 건강에 유익한 효과를 주는 살아있는 미생물을 총칭한다. 대부분 세균이지만 효모도 포함된다. 락토바실러스, 비피도박테리움 등이 대표적이다. 이들은 장에 영구 정착하기보다는, 통과하는 과정에서 유해균을 억제하고 장내 환경을 일시적으로 개선하는 역할을 한다.

2. 프리바이오틱스prebiotics: 유익균의 먹이

균 자체가 아니라, 유익균이 먹고 자랄 수 있는 영양원이다. 인간의 소화 효소로는 분해되지 않고 장까지 살아서 내려가는 식이섬유나 올리고당이 여기에 해당한다. 채소, 과일,

통곡물, 콩류에 풍부하다. 외부에서 균을 넣는 것보다 원래 있던 균을 키우는 게 더 중요할 수도 있다.

3. 신바이오틱스synbiotics: 균 + 먹이

프로바이오틱스(균)와 프리바이오틱스(먹이)를 함께 섭취하도록 만든 혼합 제품을 말한다. 균의 생존과 증식을 돕기 위해 먹이를 함께 넣어준 형태다. 최근 출시되는 대다수의 프로바이오틱스 제품은 이 방식을 채택하고 있다.

4. 포스트바이오틱스postbiotics: 균이 만든 대사산물

장내 미생물이 먹이를 먹고 만들어낸 대사산물을 말한다. 대표적으로 단쇄지방산short-chain fatty acids이 있다. 사실 우리 몸에 유익한 작용을 하는 건 균 그 자체가 아니라, 균이 만들어내는 이 대사산물인 경우가 많다. 장 점막을 튼튼하게 하고, 염증을 조절하고, 대사를 돕는 실질적인 물질이다. 최근에는 이 물질만 따로 추출한 제품도 나오고 있다. 살아있는 균이 아니기 때문에 보관이 쉽고, 장내 정착 경쟁 같은 변수가 적다는 장점이 있다.

04
근육은 쉐이크가 아니라
스쿼트 랙에서 만들어진다

단백질 집착이 놓치고 있는 것들

「우리는 단백질과의 전쟁을 끝내고 있습니다We are ending the war on protein.」

믿어지지 않겠지만, 로버트 F. 케네디 주니어 미국 보건복지부 장관이 진짜로 한 말이다. 그가 백악관 소셜 미디어 X(옛 트위터) 계정에 올린 이 한 문장은 사실상 승전 선언이었다. 2026년 1월 미국 트럼프 행정부가 발표한 새로운 식생활 지침은 파격 그 자체였다. 〈모든 식사에서 단백질을 최우선으로 하라〉는 명령과 함께, 일일 권장 섭취량을 기존의 두 배(체중 1킬로그램당 1.2~1.6그램)로 대폭 상향 조정했기 때문이다.

오랫동안 탄수화물은 비만의 원흉으로, 지방은 혈관의 적으로 난타당했다. 그 사이 단백질은 조용히, 그러나 확실하게 승리했다. 이제 정부가 공식적으로 단백질의 손을 들어준 것이다. 바야흐로 〈대(對)단백질의 시대〉가 도장까지 찍으며 개막했다.

사실 정부의 발표는 뒷북에 가깝다. 시장은 이미 단백질에 미쳐 있었다. 이 광풍의 상징은 단연 미국의 데이비드 바David Bar다. 뉴욕타임스는 이 제품을 두고 〈기본적으로 금박으로 포장된 단백질 스커드 미사일〉이라고 표현했다. 전작 알엑스바RXBAR로 6억 달러(약 8,900억 원)를 벌어들인 피터 라할이 만든 이 신제품은 150칼로리에 무려 28그램의 단백질을 때려 넣었다. 비밀은 EPG라는 변형 지방이다. 입에서는 지방처럼 느껴지지만 소화되지 않고 장을 그대로 통과한다. 맛은 챙기되 칼로리는 버리고, 그 빈자리를 오직 단백질로만 채운 것이다. 앤드류 후버만Andrew Huberman, 피터 아티아Peter Attia 같은 건강 인플루언서들이 〈지구상 최고의 바〉라고 추어올리자마자 품절 대란이 일어났다.(앤드류 후버만은 스탠퍼드 대학 신경생물학 교수로 자기 최적화에 대한 팟캐스트를 진행하며, 피터 아티아는 장수 전문 팟캐스트를 진행하는 영향력 있는 의사다.)

덕분에 한때 치즈 제조 과정에서 나오는 쓸모없는 부산물 취급을 받던 유청 단백질은 귀하신 몸이 됐다. 위고비, 마운자로 같은 비만약 사용자와 헬창(근력 운동에 미친 사람)들이 더 많은 단백질을 삼키면서 유청의 위상은 완전히 달라졌다. 낙농 데이터 전문가 마린 보직Marin Bozic의 분석에 따르면, 2000년대 초반까지만 해도 미국 낙농가 수입에서 유청이 차지하는 비중은 평균 2.7%에 불과했다. 하지만 단백질 열풍이 본격화된 2021년 이후에는 평균 8.7%로 뛰었고, 심지어 10%를 훌쩍 넘기기도 한다. 쓰레기 취급받던 부산물이 불과 20년 만에 3배 넘게 몸값을 올린 것이다.

이런 변화는 먼 나라 이야기가 아니다. 한국 편의점 풍경은 이미 완전히 바뀌었다. 음료, 과자, 심지어 생수 매대까지 온통 프로틴PROTEIN이라는 글자가 점령했다.

과거에는 헬스장 트레이너나 마시던 쉐이크가 이제는 직장인들의 책상 위에 놓여 있다. 편의점 매대에는 단백질 함량을 수치로 크게 표시한 드링크 제품이 즐비하다. 예전엔 고단백이라 해봤자 두유 수준이었지만, 이제는 기본이 20그램이다. 심지어 한 병으로 단백질 41그램을 섭취할 수 있는 괴물 같은 스펙의 제품까지 등장했다. 닭가슴살 두 덩이를 갈아 마시는 셈이다. 최근에는 카페인에 단백질을 섞은 프로틴 에너지드링크까지 나왔다. 야근하며 잠도 깨고 근손실도 막겠다는 현대인의 처절한 욕망이 투영된 혼종이다.

마시는 것뿐만이 아니다. 씹는 즐거움도 단백질이 대체하고 있다. 라면과 국수를 대신하는 닭가슴살면, 두부면 같은 대체면들이 등장했다. 밀가루는 죄악이 되었고, 그 자리를 고단백 식재료가 꿰찼다.

미식은 취향이 됐고, 단백질은 도덕이 됐다. 현대인

에게 식사는 더 이상 미식이 아니다. 내 몸을 최적화하기 위
한 데이터 입력 과정일 뿐이다.

과연 우리는 단백질이 부족해서 이렇게 먹는 걸까,
아니면 불안해서 먹는 걸까? 이 〈근육 종교〉의 교리를 해체
해 보자.

숫자의 진실: 우리는 정말 부족한가?

미국 정부는 권장량을 두 배로 올렸다. 〈체중 1킬로
그램당 1.2~1.6그램.〉 한국의 섭취기준은 훨씬 얌전하다. 성
인 기준 권장섭취량은 대략 체중 1킬로그램당 0.91그램 수
준이다. 헬스장 트레이너는 더 과감하다. 〈체중 1킬로그램당
1그램은 먹어야죠.〉

도대체 누구 말이 맞을까? 기준을 바꿔야 할까? 진실
은 사람에 따라 다르다.

1. 0.8그램의 함정: 최적이 아니라 최소

오랫동안 영양학 교과서에 적힌 단백질 권장량은 체
중 1킬로그램당 0.8그램이었다. 체중 60킬로그램인 사람이
라면 하루 48그램 정도다. 많은 사람이 이 숫자를 목표치로
생각한다. 이건 근육을 키우는 레시피가 아니라, 몸이 무너
지지 않게 버티는 하한선이다. 질소 평형을 맞춰 결핍을 피
하는 최소 기준이라는 뜻이다. 비유하자면 최저 임금이다.
굶어 죽지 않을 만큼은 되지만, 풍요롭게 살기엔 부족하다.

그래서 활동량이 많거나, 감량 중 근육을 지키고 싶거나, 노화로 근육이 새는 사람에게 1.2~1.6그램/킬로그램 같은 〈상향 숫자〉가 등장한 건 흐름 자체로는 자연스럽다. 문제는 그 숫자가 누구에게나 〈국가 공식〉이 되는 순간이다.

한국도 분위기는 따라가고 있다. 보건복지부와 한국영양학회가 발간한 2025 한국인 영양소 섭취기준에서도 권장량은 전과 동일하지만 단백질 에너지 적정비율 하한을 기존 7%에서 10%로 올렸다. 7%를 섭취했을 때 탄수화물 과잉 섭취로 인한 영양 불균형이 나타날 수 있고, 단백질 섭취량을 늘리면 오히려 사망 위험이 감소한다는 여러 연구를 종합적으로 고려한 결과라는 설명이다.

문제는 누가 부족하냐는 것이다. 아이러니하게도 지금 단백질 쉐이크를 가장 열심히 흔드는 20~40대 남성은 이미 차고 넘치게 먹고 있다. 통계에 따르면 미국 남성은 평균적으로 하루 100그램 이상을 섭취한다. 한국의 2030 남성 역시 하루 평균 90그램 이상을 섭취해 이미 권장량을 훌쩍 넘겼다.

이들에게 〈단백질을 무조건 더 먹으라〉는 주문은 〈비싼 소변을 더 많이 만들라〉는 소리와 같다. 우리 몸은 탄수화물이나 지방과 달리, 쓰고 남은 단백질을 저장하지 못한다. 필요량을 넘긴 단백질이 자동으로 근육이 되는 건 아니다. 운동 자극이 없으면 대부분은 분해되어 배출되거나, 총열량이 남는 환경에선 지방으로 갈 수 있다.

2. 진짜 위기: 60세의 식탁과 동화 저항

정작 단백질이 시급한 건 프로틴 바를 사 먹는 젊은 이가 아니라, 60세 이상 노년층이다. 나이가 들면 우리 몸엔 동화 저항anabolic resistance이라는 현상이 생긴다. 젊을 때와 똑같이 단백질을 먹어도 근육이 잘 만들어지지 않는 현상이다. 근육을 만드는 스위치가 둔해져서, 더 강력한 신호(더 많은 단백질)를 줘야만 겨우 작동한다는 뜻이다.

그런데 현실은 정반대다. 60대가 넘어가면 소화가 안 된다며 고기를 줄이고, 된장찌개에 김치, 밥 위주의 가벼운 식사를 선호한다. 더 많이 필요해진 쪽은 덜 먹고, 그만 먹어도 될 쪽은 더 먹는다. 이 미스매치가 단백질 열풍의 진짜 사각지대다.

〈먹는 알부민〉은 없다

미국에 데이비드 바가 있다면, 한국에는 먹는 알부민이라는 기이한 시장이 있다. TV 채널을 돌리다 보면 〈기력이 쇠할 땐 알부민〉, 〈병원에서 맞던 그 성분 그대로〉라며 고가에 판매되는 알부민 영양제 광고를 쉽게 볼 수 있다. 마치 이걸 먹으면 알부민 주사를 맞은 것처럼 피로가 싹 가시고 활력이 솟을 것 같은 환상을 심어준다.

결론부터 말하자면, 이것은 단백질 생리학을 무시한 거대한 상술이다.

알부민은 간에서 만들어지는 단백질로, 혈관 속의 수

분을 유지하고 영양분을 나르는 중요한 역할을 한다. 혈중 알부민 수치가 낮으면 간 기능 저하나 영양 결핍을 의심한다. 간 기능이 망가진 환자에게 알부민 주사를 놓는 건, 혈관으로 직접 투입해 즉각적인 효과를 보기 위해서다. 병원에서 쓰는 알부민은 혈관으로 주사하는 의료용 사람 혈청 알부민이다. 먹는 것과는 출발점부터 다르다.

하지만 입으로 들어가는 순간 이야기는 달라진다. 우리 몸의 소화 기관은 냉정하다. 입으로 들어온 것이 10만 원짜리 최고급 알부민이든, 300원짜리 삶은 달걀이든, 위장은 똑같이 취급한다. 위산과 소화 효소는 단백질의 입체 구조를 가차 없이 부수고, 아미노산이라는 가장 기초적인 단위로 쪼갠다.

쉽게 말해, 비싼 돈을 주고 먹은 알부민은 장에서 흡수될 때 더 이상 알부민이 아니다. 남는 건 그저 평범한 아미노산 조각들일 뿐이다. 이 조각들이 몸속에서 다시 알부민으로 재조립될지, 아니면 다른 단백질을 만드는 데 쓰일지는 알 수 없다. 〈알부민을 먹었으니 알부민이 되겠지〉라는 생각은, 〈레고로 만든 성을 삼키면 뱃속에 성이 그대로 남아 있을 것〉이라고 믿는 것과 같다.

더 허무한 사실은 성분이다. 시중에 판매되는 대부분의 알부민 제품은 달걀 흰자(난백)나 우유에서 추출한 단백질이다. 알부민albumin이라는 말은 라틴어 albus(흰색)에서 나온 albumen(달걀 흰자)에서 유래했다. 굳이 수십만 원을

호가하는 알부민 캡슐을 살 필요가 없다. 그냥 삶은 달걀 두 개를 먹는 것과 다를 바 없기 때문이다. 같은 단백질인데 가격은 100분의 1도 안 된다.

알부민 수치를 높이고 싶다면 비싼 캡슐을 살 게 아니라, 고기, 생선, 달걀 같은 양질의 단백질을 골고루 챙겨 먹고 간을 쉬게 해주는 것이 정답이다. 단백질이라는 이름의 마케팅에 속아 돈을 낭비하지 말자.

섭취의 기술: 타이밍보다 총량이 중요하다

많은 사람이 단백질을 언제, 얼마나 나눠 먹어야 하는지에 집착한다. 마치 근육이 시간표대로만 자라는 것처럼 말이다. 하지만 과학이 말하는 건 더 단순하다. 단백질 섭취에서 1순위는 타이밍이 아니라 총량이다.

우선, 〈기회의 창〉은 그렇게 좁지 않다. 헬스장 라커룸에서 흔히 보는 풍경이 있다. 운동이 끝나자마자 쉐이커를 미친 듯이 흔들어 단백질 음료를 원샷하는 모습이다. 운동 직후 30분 안에 단백질을 넣어야 근성장이 열린다는, 이른바 〈기회의 창anabolic window〉 이론이다.

하지만 이 강박은 과장됐다. 단백질 섭취와 근육 증가를 다룬 메타분석 연구들은, 운동 전후 언제 먹었는가보다 하루에 얼마나 먹었는가가 결과를 더 강하게 설명한다고 정리했다.

2024년에 발표된 최근 연구는 여기에 쐐기를 박는

다. 건강한 20대 남성들에게 8주간 고강도 근력 운동을 시키면서, 한 그룹은 운동 직전·직후에 단백질을 마시게 하고, 다른 그룹은 운동 3시간 전후에 마시게 했다. 결과는 어땠을까? 양쪽 모두 근육량과 수행 능력이 똑같이 향상됐다. 우리 몸은 그렇게 급하지 않다. 운동 직후에만 반짝 공사가 진행되는 게 아니라, 운동 후 수 시간이 지나도 여전히 근육을 만들 준비를 하고 있다. 쉐이크를 챙겨 갔다면 마셔도 좋지만, 집에 가서 느긋하게 식사를 해도 아무 문제 없다.

〈한 끼에 단백질 20~25그램 넘으면 흡수 안 되고 지방 된다〉는 말도 오해다. 과거 연구들이 이런 결론을 낸 건, 유청 단백질처럼 흡수가 미친 듯이 빠른 성분을 단독으로 먹였기 때문이다. 하지만 현실의 식사는 다르다. 우리는 밥, 반찬, 채소, 고기를 섞어 먹는다. 이렇게 다양한 음식이 뱃속에 들어오면 우리 몸은 소화 속도를 늦춘다. 아미노산을 천천히 방출하며 오랫동안 천천히 들어온다. 우리 몸은 들어온 귀한 단백질을 함부로 버리지 않을 만큼 효율적이다.

그러니 끼니마다 단백질 그램 수를 재느라 스트레스 받지 않아도 된다. 아침을 거르고 점심에 고기를 좀 더 먹었다고 해서 큰일 나지 않는다. 하루 세 끼든 두 끼든, 총 섭취량만 충족한다면 그 단백질은 근육 유지, 면역 기능, 호르몬 생성에 어떻게든 쓰인다.

우리가 신경 써야 할 것은 섭취 타이밍이나 한 끼 상한선 같은 디테일이 아니다. 진짜 부족한 건 운동이다. 아무리 좋은 단백질을, 최적의 타이밍에 먹어도, 근육을 자극하는 운동을 하지 않으면 그 단백질은 그저 칼로리일 뿐이다. 많은 경우 필요한 건 단백질 추가 식단이 아니라 덤벨이다.

질병관리청의 2023년 국민건강영양조사에 따르면, 한국 19세 이상 성인의 근력운동 실천율(주 2회 이상)은 고작 27.3%에 불과하다. 10명 중 7명은 숨쉬기 운동만 하면서 단백질 쉐이크를 검색하고 있다는 뜻이다. 기억하자. 근육은 프로틴 쉐이크가 아니라 스쿼트 랙에서 만들어진다. 먹는 것만으로는 부족하다. 운동을 챙기자.

파우더 대신 진짜 음식으로

다시 현실로 돌아오자. 〈단백질을 더 먹으라〉는 권고를 시장은 〈단백질 제품을 더 팔라〉는 신호로 받아들였다. 우리는 지금 콩과 생선 대신, 공장에서 추출한 분리 유청 단백, 분리 대두 단백이 첨가된 과자, 시리얼, 쉐이크를 먹고 있다.

단백질은 죄가 없다. 하지만 단백질에 대한 집착은 식탁 위에서 제로섬 게임을 일으킨다. 사람의 위장은 한정되어 있다. 내가 억지로 닭가슴살 세 덩이와 프로틴 쉐이크를 밀어 넣는 동안, 정작 내 몸에 필요한 식이섬유, 비타민, 미네랄이 풍부한 채소와 과일은 밀려난다. 극단적인 고단백 식단은 영양 불균형을 초래할 수 있다.

과잉 섭취가 가져올 부작용도 무시할 수 없다. 신장 기능이 떨어진 사람에게 과도한 단백질은 신장에 큰 부담을 줄 수 있다. 또한 붉은 고기나 가공육으로 단백질을 채우다 보면 포화지방과 나트륨 섭취가 늘어나 심혈관 질환 위험을 높인다. 쓰고 남은 단백질은 근육이 되지 않는다. 소변으로 배출되거나, 결국은 우리가 그토록 피하고 싶은 뱃살로 몸에 쌓인다.

진짜 전문가의 식탁은 소박하다. 저명한 단백질 연구자 스튜어트 필립스Stuart Phillips 교수의 식탁을 훔쳐보자. 그는 지금까지 400편 이상의 논문을 쓴 전문가지만, 그의 식단엔 〈단백질 스커드 미사일(데이비드 바)〉이 없다. 그는 아침에 그릭 요거트에 베리를 얹어 먹고, 점심엔 참치 샌드위치와 과일을, 저녁엔 생선과 콩을 먹는다. 그는 자신을 플렉시테리언(flexitarian, 채식 위주의 식사를 하되 유연하게 육식을 하는 사람)에 가깝다고 소개한다.

필립스 교수의 조언은 명쾌하다. 「큰 그림을 보세요. 운동하고, 잘 자고, 자연 식품으로 단백질을 챙기는 것. 그게 전부입니다. 보충제나 슈퍼푸드는 그저 소음일 뿐입니다.」

단백질은 중요하다. 우리 몸을 만드는 벽돌이자 생명의 원천이다. 하지만 그것은 마법의 탄환이 아니다. 우리가 경계해야 할 것은 단백질 부족이 아니라, 단백질이라는 이름으로 포장된 지나친 상술과 강박의 과잉이다.

이제 프로틴 쉐이커 통을 내려놓고, 진짜 음식을 씹자. 그리고 헬스장으로 가자. 근육은 편의점이 아니라 그곳에 있다.

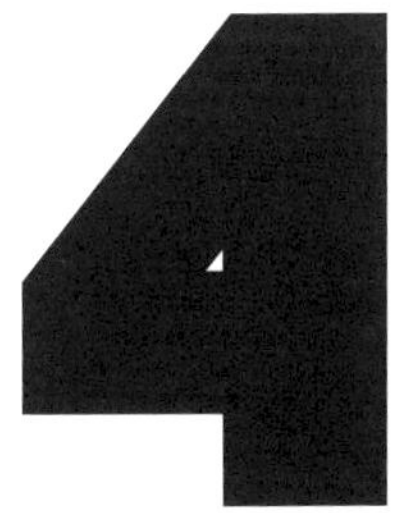

음식과 약의 경계

식탁 위의 약리학

01
커피와 초콜릿의
반전

기호식품이 〈기능성〉이라는
옷을 입을 때

영양학 주제는 종종 논란이 되는데, 그 이유는 간단하다. 과학이 복잡하기 때문이다. 매리언 네슬Marion Nestle,
『무엇을 먹을 것인가What to Eat』(노스 포인트 프레스, 2006)

저명한 영양학자 매리언 네슬의 이 한 문장은 우리가 매일 식탁 위에서 겪는 혼란을 요약한다. 우리는 음식을 먹을 때 서사를 함께 삼킨다. 문화가 붙인 이야기, 뉴스가 붙인 이야기, 광고가 붙인 이야기. 하지만 그중에서도 현대인의 관심을 끄는 것은 과학이다.

어제는 커피가 심장에 나쁘다더니 오늘은 오히려 괜찮다 하고, 초콜릿은 죄책감의 상징이었다가 어느 날 두뇌에 좋은 항산화 식품이 된다. 이런 반전은 변덕이 아니라, 그만큼 질문이 어려웠다는 증거다. 영양학은 사람을 연구하는 과학이고, 사람은 너무 복잡하다. 무엇이 진짜 원인인지, 무엇이 연구자들을 헷갈리게 만든 교란 변수인지 알게 되기까지는 수십 년의 시간이 걸릴 수도 있다.

4부는 그 이야기들이 어떻게 만들어지고, 어떻게 뒤집히는지를 네 가지 식품으로 보여준다. 커피, 초콜릿, 마늘, 홍삼. 각각은 식탁에 올라오지만, 어느 순간부터는 약처럼 취급된다. 건강 관리에 적극적인 시대에 이 네 가지는 늘 같은 질문을 받는다. 〈이거 먹으면 뭐가 좋아지죠?〉 때로는 반대로, 〈이거 먹으면 뭐가 망가지죠?〉

시작은 지난 수십 년간 건강을 해친다는 혐의를 받았으나, 과학적 검증을 통해 새롭게 재평가된 두 가지 검은 음식이다. 커피와 초콜릿.

커피: 과학적 반전의 드라마

커피의 역사는 〈과학적 진실은 언제든 뒤집힐 수 있다〉는 말이 얼마나 자주 오해되는지를 보여주는 가장 좋은 예시다. 정확히 말하면, 진실이 뒤집히는 게 아니라 위험과 이득을 재는 저울의 무게추가 이동한다. 과거에는 불확실한 위험 신호가 더 무거워 보였지만, 지금은 연구가 쌓이면서 이득 쪽이 압도적으로 무겁게 평가된다. 하지만 그 저울이 지금의 자리로 기울기 전까지, 한때 학계에서 커피는 사실상 유죄 취급을 받았다. 심장병, 뇌졸중, 췌장암, 2형 당뇨병, 심지어 조기 사망까지—커피가 의심받은 질병 목록은 길었다.

　시계를 1991년으로 돌려보자. 당시 세계보건기구(WHO) 산하 국제암연구소(IARC)는 커피를 2B군 발암 가능 물질로 지정했다. 2B는 〈발암이 확실하다〉가 아니라, 가능성이 제기된 상태라는 뜻이다. 당시 자료가 특히 방광암과의 연관성을 시사한다는 이유로 〈의심의 라벨〉이 붙었다. 이는 고사리, 절임 채소, 은행잎 추출물과 같은 등급이다. (숫자와 등급은 늘 너무 단순하게 전달된다. 〈2B〉는 〈발암〉으로 소개되고, 〈발암〉은 곧 〈끊어야 한다〉가 된다. 이런 문제에 대해서는 뒤에서 더 자세히 다루겠다.) 1970~1980년대에 쏟아진 연구들은 커피를 많이 마시는 사람들에게서 여러 질병 위험 신호를 보고했고, 그중엔 심혈관 사건과 암에 대한 우려도 섞여 있었다. 의사들은 환자들에게 담배를 끊으라고 말하듯, 심장을 위해 커피를 줄이거나 끊으라고 권했다.

　하지만 25년 뒤인 2016년, IARC는 커피를 재평가했다. 커피가 암을 유발한다는 일관된 근거를 찾기 어렵다는 쪽으로 결론이 이동했고, 커피 자체는 더 이상 발암 가능 물질로 묶어두지 않았다. (IARC는 커피를 인체 발암성으로 분류 불가인 3군으로 재분류했다.)

　왜 이런 반전이 일어났을까? 두 가지 이유가 있다. 우선 피고가 바뀌었다. 그들이 새로 주목한 것은 커피라는 내용물이 아니라 온도였다. 아주 뜨거운 음료(약 65℃ 이상)가

식도암 위험과 관련될 수 있다는 경고가 등장하면서, 논쟁의 초점은 성분에서 섭취 방식으로 이동했다.

또한 1970~1980년대 연구들은 치명적 함정을 놓쳤다. 당시 커피를 많이 마시는 사람들은 담배도 많이 피웠다는 사실이다. 연구자들은 커피가 문제라고 생각했지만, 사실은 옆에 있던 담배가 진짜 범인이었다. 통계학 용어로 교란 변수confounding variable 문제다. 1990년대 후반부터 흡연 여부를 철저히 통제하고 재분석하자, 커피와 암 사이에 연관성이 대부분 약해지거나 사라졌다. 오히려 간암, 자궁내막암 같은 특정 암종에서는 위험을 낮추는 경향이 나타났다. 2015년 미국 식생활 지침은 역사상 처음으로 〈적당한 커피 섭취는 건강한 식단의 일부〉라고 권장하기에 이르렀다. 이제 커피는 〈위험한 각성제〉에서 〈가장 대중적인 항산화제〉로 신분이 수직 상승했다.

그럼 커피는 뭐가 좋다는 건가

저울의 한쪽이 기울었다면, 그 무게의 실체를 봐야 한다. 간단히 물어보자. 〈커피, 내 몸에 좋은가?〉 현대 과학의 대답은 〈그렇다〉이다. 단, 조건이 붙는다. 적당히 마신다면 말이다. 여기서 과학이 말하는 적당량이란 하루 커피 2~3잔, 혹은 카페인 400밀리그램 이내를 말한다.

이런 결론을 대중에게 각인시킨 대표적 연구가 2017년 영국의학저널(BMJ)에 실린 대규모 리뷰 논문이다. 200편이 넘는 메타분석을 종합해 참가자 수백만 명의 데이터를 분석한 결과, 커피를 마시는 사람은 그렇지 않은 사람보다 전체 사망률이 17% 낮았다. 심혈관 질환 사망은 19% 감소했고, 뇌졸중 사망은 30% 감소했다. 2022년 유럽심장학회(ESC) 학술지에 실린 영국 바이오뱅크 관찰연구(약 45만 명)에서도 하루 2~3잔의 커피 섭취가 심혈관 질환과 사망 위험이 더 낮게 관찰됐으며, 부정맥 위험 역시 전반적으로 증가하지 않았고, 디카페인을 제외한 커피(원두·인스턴트)에서는 오히려 낮게 나타났다.

수많은 다른 연구들도 꾸준한 커피 섭취를 조기 사망 위험 감소와 연결해 왔다. 2025년 7월 발표된 4만 6천 명 이상의 미국 성인을 대상으로 한 연구에서는 하루 1~3잔의 커피를 마시는 사람들이 마시지 않는 사람들에 비해 향후 9~11년 내 사망할 확률이 약 15% 낮다는 것을 발견했다.

최신 연구는 여기서 한 발 더 나아간다. 단순히 조기 사망 위험을 낮추는 것을 넘어, 삶의 질을 지킨다는 것이다. 2025년 6월, 미국영양학회(ASN)에서 발표된 연구에 따르면, 중년기부터 커피를 꾸준히 마신 여성은 70세 이후에도 암이나 심장병이 없고 기억력이 온전한 건강한 노화를 맞이할 확률이 약 13% 더 높았다.

그렇다면 커피의 어떤 성분이 이런 마법을 부리는 걸까? 많은 사람이 카페인을 떠올리지만, 진실은 조금 더 복잡하고 흥미롭다. 커피는 단순한 카페인 용액이 아니라, 수백

가지 생리활성 화합물이 섞인 칵테일이다.

우선 카페인은 뇌를 깨운다. 우리가 커피를 찾는 가장 큰 이유이자, 즉각적인 각성 효과를 주는 주역이다. 연구에 따르면 카페인은 뇌세포를 보호하여 파킨슨병 위험을 낮추는 데 중요한 역할을 하는 것으로 보인다.

하지만 카페인이 전부는 아니다. 흥미롭게도 일부 연구에서는 디카페인 커피를 마시는 사람에게서도 사망률 감소와 당뇨 예방 효과가 비슷하게 나타나기 때문이다. 여기서 등장하는 숨은 공신이 바로 폴리페놀polyphenol이다. 커피에 들어있는 클로로겐산chlorogenic acid 같은 강력한 항산화 물질들은 체내 염증을 줄이고, 혈당을 조절하며, 세포 손상을 막는다.

카페인과 폴리페놀, 이 두 성분의 활약으로 커피가 가장 강력한 보호 효과를 보이는 분야는 다음 세 가지다.

① 제2형 당뇨병: 하루 약 3~4잔의 커피는 당뇨병 위험을 30% 가까이 낮춘다는 메타분석 결과가 있다. 디카페인 커피도 당뇨 위험을 낮추는 효과가 있어, 폴리페놀의 역할이 크다는 것을 시사한다.

② 간 질환: 커피는 간경변과 간암 위험을 유의미하게 낮춘다.

③ 파킨슨병: 카페인의 신경 보호 효과가 돋보이는 영역이다.

하나 더 덧붙이면, 마음의 영역도 있다. 커피가 기분

을 좋게 한다는 건 단순한 느낌이 아니다. 연구에 따르면 적당한 커피 섭취는 우울증 발병 위험을 낮추며, 일부 대규모 관찰연구에서는 자살 위험이 50%까지 낮게 나타났다는 보고도 있다. 이는 커피가 뇌에서 항우울 효과를 내는 신경 전달 물질의 생성을 돕기 때문으로 추정된다.

모든 사람에게 커피가 효과 있는 것은 아니다. 개인차도 크다. 카페인 대사 속도를 결정하는 CYP1A2 유전자 변이에 따라 어떤 사람은 카페인에 민감하고, 어떤 사람은 둔감하다. 임산부, 불안장애 환자, 특정 약물 복용자에게는 제한이 필요하다. 한 잔만 마셔도 가슴이 뛰고 밤잠을 설치는 사람은 억지로 마실 필요가 없다. 이들에겐 커피가 고혈압 위험을 높일 수 있다는 연구 결과가 있다.

중요한 건 맥락이다. 커피의 건강 효과는 〈커피 안에 폴리페놀이 있다〉는 성분 목록이 아니라, 〈하루 2~3잔 정도의 적당한 섭취가 전반적 건강 지표 개선과 연결된다〉는 역학 연구의 결론에서 나온다. 그리고 이 결론은 여전히 업데이트 중이다. 20년 뒤 또 다른 연구 방법론이 나오면 지금의 수치도 수정될 수 있다. 영양학은 무조건적 확신이 아니라 끊임없는 수정의 학문이다.

좀비처럼 되살아나는 공포: 아크릴아마이드 논란

그렇다면 이제 커피에 대한 논란은 완전히 끝난 걸까? 그렇지 않다. 과학적 결론이 내려져도 대중의 공포는 쉽게 사라지지 않는다. 오히려 〈발암 물질〉이라는 낙인은 좀비처럼 끈질기게 되살아난다.

2018년, 미국 캘리포니아주는 이 문제로 법적 대혼란에 빠졌다. 로스앤젤레스 카운티 고등법원의 엘리우 버를Elihu Berle 판사가 〈스타벅스를 포함한 커피 회사들은 컵에 암 경고문을 부착해야 한다〉고 예비 판결했기 때문이다. 쟁점은 아크릴아마이드acrylamide였다. 원두를 볶는(로스팅) 과정에서 필연적으로 생성되는 이 화학물질이 캘리포니아의 발암 경고 법(Prop 65) 목록에 올라 있다는 논리였다. 법원은 〈커피 회사들이 이 물질이 인체에 무해하다는 것을 입증하지 못했다〉며 시민단체의 손을 들어주었다. 〈모닝커피가 발암 음료였다〉는 문장은 이런 순간에 태어난다. 과학의 결론이 아니라, 법정의 언어가 헤드라인으로 옮겨지면서 과장된 모양으로 확산된다.

아크릴아마이드는 전분이 많은 식품(감자, 곡물)을 120℃ 이상 고온에서 가열할 때 자연적으로 생성되는 화학물질이다. 동물 실험에서 고용량 노출 시 암을 유발할 수 있다는 증거가 있어, IARC는 이를 2A군 발암 추정 물질로 분류했다. 중요한 건 이 지점이다. 분류는 〈가능한가(위해성, hazard)〉에 대한 얘기이지, 우리가 식탁에서 실제로 맞닥뜨리는 〈얼마나 위험한가(위험도, risk)〉의 얘기와는 다르다. 그래서 식품을 다룰 때는 늘 노출량과 맥락이 따라붙어야 한다.

캘리포니아의 Prop 65는 1986년 제정된 독특한 법이다. 위험을 증명하기 전에 우선경고부터 붙여두는 쪽으로 기울어 있는 제도다. 발암 가능성이 있는 물질이 제품에 포함되어 있으면 실제 위험 수준과 무관하게 경고 문구를 붙이도록 강제한다. 그 결과 〈경고문〉은 종종 〈실제 위험의 크기〉가 아니라 〈위험의 존재 여부〉만을 사람들의 머릿속에 각인시킨다.

미국 FDA는 판결 직후 즉각 반박 성명을 냈다. 〈커피의 아크릴아마이드 수준은 건강에 유의미한 위험을 제기하지 않는다. 오히려 커피 섭취의 건강상 이익이 훨씬 크다. 경고문은 소비자를 오도할 수 있다.〉

캘리포니아 규제당국(OEHHA)도 같은 입장이었다. 2018년 6월, 커피를 경고문 부착 대상에서 제외하는 규칙을 제안했다. 2019년, 이 규칙이 최종 확정되면서 스타벅스는 경고 문구를 붙이지 않아도 됐다. 규제당국의 결론은 명쾌했다. 로스팅·추출 과정에서 본질적으로 생기는 화학물질(아크릴아마이드 등)의 노출이 유의미한 암 위험 수준은 아니라는 것이다. 즉, 나무(화학 성분 하나)만 보지 말고 숲(식품 전체의 효능)을 보라는 선언이었다.

왜 우리는 여전히 불안한가

제도와 학계는 이렇게 정리되는 듯 보인다. 하지만 대중의 인식은 그렇게 빨리 업데이트되지 않는다. 2025년

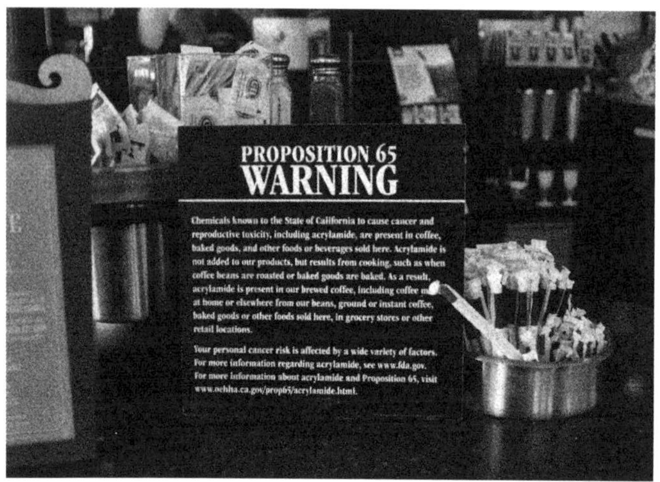

샌프란시스코의 한 스타벅스 매장에 게시된 이 경고문은 〈캘리포니아 Prop 65〉에 따른 조치로, 매장 내에 경고문을 비치하고 있다

여름, 한국의 인기 예능 「유 퀴즈 온 더 블럭」에는 한 분석화학자가 출연해 이 해묵은 논란을 다시 꺼내 들었다. 그는 로스팅 과정의 발암 물질을 언급하며 〈커피를 10~20배 희석해서 연하게 마셔야 한다〉고 조언했다. 이는 수십 년간 축적된 역학 연구의 결론(적당한 커피는 유익하다)을 무시하고, 다시 현미경 속의 화학 성분에만 집중한 과거의 시선이었다.

나 역시 방송이나 유튜브에서 〈하루 2~3잔의 커피가 건강에 도움이 된다〉는 이야기를 하면 곧이어 반박하는 댓글들을 마주한다. 〈발암물질 있다던데 약사가 무책임하다〉는 식의 비난이다.

이유는 명확하다. 진실은 복잡하고 공포는 단순하기 때문이다. 앞서 이야기한 커피와 암에 대한 논란만 해도 얼마나 많은 맥락(온도, 담배, 아크릴아마이드의 용량)을 이해해야 하는가. 반면 〈커피에 발암물질이 있다〉는 문장은 직관적이며 우리의 생존 본능(공포심)을 즉각적으로 자극한다.

게다가 새로운 과학적 사실이 밝혀진다고 해서 모두가 그것을 받아들이는 것은 아니다. 누군가는 과거의 정보를 고수하고, 누군가는 새로운 사실을 모른 채 지나가며, 심지어 일부 전문가는 자신의 좁은 전공 분야(화학적 검출)에 갇혀 더 큰 그림(역학적 증거)을 보지 못하기도 한다. 커피 논란은 우리에게 영양학을 바라보는 중요한 관점을 하나 보여준다. 〈식품의 위험은 성분 목록이 아니라, 맥락 속에 있다〉는 사실이다.

진짜 경계해야 할 것은 따로 있다

발암물질 괴담에 떨 시간에, 우리가 진짜 확인해야 할 맥락은 다음 세 가지다. 필터, 유전자, 그리고 설탕이다.

1. 필터의 과학: 범인은 커피가 아니라 기름이다

〈커피가 콜레스테롤을 높여 심장을 위협한다〉는 과거의 경고에는 절반의 진실이 담겨 있었다. 하지만 범인은 커피콩 자체가 아니라, 커피의 지방 성분인 카페스톨 cafestol이다. 이 성분은 간에서 콜레스테롤 수치를 올리는 쪽으로 작용한다.

문제는 추출 방식이다. 1970년대 연구 대상자 중 상당수는 끓여 마시는 방식이나 거름망 없는 프렌치 프레스를 썼다. 이 경우 카페스톨 기름이 그대로 잔에 담긴다. 커피 원두를 넣고 걸쭉하게 끓여내는 아랍커피, 터키식 커피에도 카페스톨이 많다.

그렇다면 우리가 매일 마시는 아메리카노나 사무실 커피는 어떨까? 2025년 2월 공개된 연구(Nutrition, Metabolism and Cardiovascular Diseases)는 여기서 한 번 제동을 건다. 연구팀이 사무실 자동 커피 머신과 에스프레소를 분석한 결과, 종이 필터 커피에 비해 카페스톨 농도가 자동 머신은 대략 15배, 에스프레소는 일부 샘플에서 200배 이상 높게 측정되었다. 금속 필터를 쓰는 장비는 기름 성분을 충분히 걸러내지 못하기 때문이다. 물을 타서 아메리카노로 마신다고 해도 샷이 그대로라면 섭취하는 카페스톨의 총량은 변하지 않는다. 하루 3잔 이상의 아메리카노를 마시는 고지혈증 환자라면 수치가 잘 안 내려가는 이유 중 하나가 여기에 있을 수 있다.

반면, 종이 필터에 내리는 드립 커피는 이야기가 다르다. 종이 섬유가 카페스톨 같은 기름 성분을 촘촘하게 걸러주기 때문이다. 실제로 드립 커피에는 원두가 가진 카페스톨의 약 0.15%만 남는다는 연구 결과도 있다. (카페스톨은 물에 잘 녹지 않기 때문에 약 87%는 커피 원두 찌꺼기에 그대로 남았고, 물에 녹은 나머지 약 12%는 종이 필터에 흡수되거나 걸러졌다.)

정리하자면 카페스톨 섭취량은 대체로 프렌치 프레스가 가장 많고, 에스프레소(아메리카노)가 그 다음이며, 종이 필터 커피가 가장 적다. 고지혈증이 걱정되는 사람에게 필요한 건 커피 금지령이 아니라, 종이 필터다. 추출법이라는 작은 맥락 하나가 약리 작용을 바꿔놓는 셈이다.

2. 유전자의 룰렛: 왜 나는 잠을 못 잘까

〈하루 2~3잔은 괜찮다.〉 이것은 통계적 평균일 뿐, 누구에게나 적용되는 진리는 아니다. 어떤 사람은 밤 10시에 에스프레소를 마시고도 숙면을 취하지만, 어떤 사람은 점심 커피 한 잔에 밤을 꼴딱 새운다. 의지력의 문제가 아니라 개인차와 유전자의 문제다.

앞서 설명한 것처럼 사람마다 간에서 카페인을 분해하는 효소(CYP1A2)의 능력은 천차만별이다. 대사가 빠른 사람은 커피의 이점을 비교적 편하게 누리지만, 대사가 느린 유전자를 가진 사람에게 커피가 불리하게 작용할 수 있다. 카페인이 몸에 오래 머물며 혈압을 높이고 교감신경을 과도하게 자극하기 때문이다.

남들이 좋다고 해서 억지로 3잔을 채울 필요는 없다. 커피를 마신 후 가슴이 두근거리거나 잠을 못 잔다면, 그것은 내 몸이 보내는 〈그만 마시라〉는 명확한 신호다.

3. 액상 디저트의 함정: 블랙 커피와 다르다

마지막으로 경계해야 할 것은 커피에 추가하는 다른 재료들이다. 과거 연구에서 〈커피가 좋다〉고 했을 때의 커피는 블랙커피이거나, 기껏해야 설탕 한 티스푼을 넣은 것이었다. 하지만 요즘의 커피 음료는 이와 다르다. 캐러멜과 휘핑크림이 듬뿍 얹어진 현대의 프라푸치노는 한 잔에 800칼로리가 넘기도 한다. 설탕만 100그램에 가까운 경우도 있다. 이 음료들은 커피라기보다 커피 향이 나는 액상 디저트에 가깝다.

앞서 소개한 2025년 7월 연구로 돌아가보자. 하루 1~3잔의 커피를 마시는 사람들이 마시지 않는 사람들에 비해 향후 9~11년 내 사망할 확률이 약 15% 낮게 나타났다. 하지만 커피 한 잔당 설탕을 반 티스푼 넘게 넣거나, 포화 지방을 1그램 이상 첨가하는 사람들에게서는 그런 이점이 사라졌다.

미국 국립암연구소의 에리카 로프트필드Erikka Loftfield 박사는 〈과거의 커피와 오늘날 시장에 나온 음료는 완전히 다르다〉고 경고한다. 폴리페놀의 항산화 효과를 기대하며 액상 과당을 들이붓는 건, 건강을 망치는 가장 달콤한 모순이 될 수도 있다.

과학은 커피에게 씌워진 누명을 벗겨주었지만, 그것을 약으로 즐길지 독으로 만들지는 여전히 내 손에 달렸다. 과학의 결론은 복잡하지 않다.

〈기왕이면 종이 필터로 내린 블랙커피를, 내 수면을 방해하지 않는 선에서(하루 2~3잔 이하), 즐겁게 마셔라.〉

이 단순한 원칙이면 충분하다. 평소보다 10배에서 20배 희석해서 맹물처럼 연하게 마시라는 식의 공포 마케팅에 휘둘릴 이유는 없다. 커피는 죄가 없다.

초콜릿: 반전에 반전의 역사

초콜릿을 간식이라고 부르는 건, 역사 전체로 보면 비교적 최근의 일이다. 초콜릿은 약으로 시작했다. 아즈텍과 마야 문명에서 카카오는 단순한 음식이 아니었다. 그들은 카카오 열매를 빻아 물과 섞은 쓴 음료를 마셨다. 설탕은 없었다. 대신 고추를 넣기도 했다. 이 음료는 힘을 주고, 정신을 맑게 하며, 전쟁터로 나가는 전사들에게 용기를 준다고 믿어졌다. 무엇보다 귀했다. 카카오 콩은 화폐처럼 유통되기도 했다. 초콜릿은 왕족과 제사장만이 마실 수 있는 귀한 자양강장제였다.

18세기 스웨덴의 식물학자 린네Carl Linnaeus가 카카오 나무에 붙인 학명 테오브로마 카카오Theobroma cacao는 그리스어로 〈신의 음식〉이라는 뜻이다. 초콜릿의 시작은 신성하고, 쓴 약이었다.

16세기, 카카오가 대서양을 건너 유럽에 처음 들어왔을 때도 초콜릿은 여전히 약이자 귀족들만 즐기는 사치품이었다. 그들은 이 검은 물이 기력을 회복시키고 소화를 돕는다고 믿었다. 하지만 진짜 반전은 19세기 산업혁명부터였다. 산업혁명이 일어나고 설탕 가격이 폭락하면서 이야기가 뒤집힌다.

결정타는 1875년 스위스에서 나왔다. 다니엘 피터와 앙리 네슬레가 씁쓸한 카카오에 우유 가루와 설탕을 섞는 법을 개발해 밀크 초콜릿을 탄생시킨 것이다. 쓴맛은 사라지고 부드러운 단맛만 남았다. 약이었던 카카오는 이때부터 사탕 또는 과자 같은 음식이 되었다. 이후 100년 동안 초콜릿의 이미지는 추락했다. 20세기 초콜릿은 죄책감의 상징이 되었다. 너무 달고, 너무 기름지고, 과식하기 쉽다. 살찐다, 여드름 난다, 이 썩는다는 비난이 뒤따랐다. 〈맛있다〉는 말과 〈죄책감〉이 세트로 묶이면서, 초콜릿은 신의 음식에서 악마의 간식으로 전락했다.

그런데 1990년대, 또 한 번 반전이 찾아온다. 파나마의 외딴 섬에 사는 쿠나족을 연구하던 과학자들이 기이한 현상을 발견했다. 이들은 나이가 들어도 고혈압이나 심장병에 거의 걸리지 않았다. 하버드 의대 영상의학과 교수이자 고혈압 연구의 권위자인 노먼 홀렌버그Norman Hollenberg는 여기에 의문을 품었다. 유전자가 좋아서일까? 아니었다. 도시로 이주해 현대식을 먹은 쿠나족은 다른 사람들과 똑같이 병들었다. 홀렌버그 교수는 그들이 물처럼 마시는 가공되지 않은 코코아가 비결이 아닐까 추측했다. 쿠나족은 하루 다섯 잔 이상 코코아를 마셨다.

이 연구를 기점으로 카카오 속의 항산화 물질인 플라바놀flavanols이 재조명되었다. 카카오에는 폴리페놀 계열 성분이 풍부한데, 그중에서도 자주 언급되는 게 에피카테킨epicatechin 같은 플라바놀이다. 이 성분들이 혈관 내피 세포를 보호하고, 혈압을 낮추며, 혈류를 개선하는 효과가 있다는 연구 결과들이 쏟아지기 시작했다.

2017년 업데이트된 코크란 리뷰Cochrane Review는 플라바놀 풍부 코코아/다크 초콜릿이 단기적으로 혈압을 평균 2~3mmHg 정도 낮출 수 있다고 정리했다. 수치는 작아 보이지만, 인구 수준에서 보면 심혈관 질환 위험을 낮추는 데 의미 있는 효과다.

그렇다면 얼마나 먹어야 할까? 〈많이〉가 아니라 〈적당히〉다. 2017년 발표된 스웨덴 남성 코호트 연구*는 이 적당함의 미학을 숫자로 보여준다. 45~79세 남성 3만 1,917명을 14년간 추적했더니, 초콜릿 섭취와 심부전 위험은 J자형이었다. 일주일에 1~2회 또는 3~6회 먹는 사람들은 거의 먹지 않는 사람보다 심부전 위험이 대략 15~20% 낮았지만, 하루 한 번 이상으로 더 많이 먹는 쪽으로 올라가면 그런 이점이 보이지 않았다. 더 많이 먹을수록 더 좋아지는 음식이 아니라는 뜻이다.

이 연구에서 더 흥미로운 디테일이 하나 있다. 우리

---

* 〈남성 코호트 연구〉는 특정 남성 집단을 시간에 따라 추적 관찰해 질병 발생과 위험요인을 평가하는 연구로, 전립선암·두경부암·심혈관질환·위암 등 다양한 주제에 적용된다.

가 흔히 떠올리는 건강한 초콜릿은 카카오 함량이 높은 다크 초콜릿이지만, 연구가 진행되던 1990년대 스웨덴에서 사람들이 먹던 초콜릿의 약 90%는 밀크 초콜릿이었다. 어떻게 밀크 초콜릿으로 이런 효과가 나왔을까? 비밀은 함량에 있었다. 당시 스웨덴의 밀크 초콜릿은 코코아 고형분이 대략 30% 수준으로 꽤 높았다. (참고로 미국산 밀크 초콜릿은 10% 수준이며, 우리나라는 식품공전 기준 20% 이상이다.)

결국 이 연구가 던진 메시지는 〈무조건 다크가 답이다〉라는 단순한 구호가 아니다. 코코아의 유효 성분(플라바놀)이 주는 이점과, 설탕·칼로리가 주는 비용이 어디에서 균형을 이루는가가 핵심이다. 다크냐 밀크냐의 전쟁보다 더 중요한 건, 초콜릿이 건강에 도움이 되려면 적당함(일주일에 2~3회)이라는 기준을 지켜야 한다는 사실이다.

더 흥미로운 건 인지 기능이다. 2020년 학술지 『사이언티픽 리포츠Scientific Reports』 연구는 플라바놀 섭취가 뇌 피질 산소화와 인지 과제 수행을 개선할 수 있음을 보고했다. 초콜릿은 다시 〈두뇌에 좋은 음식〉으로 재평가되기 시작했다. 언론은 열광했다. 〈다크 초콜릿이 건강에 좋다!〉 〈죄책감 없이 초콜릿을 즐기세요!〉 초콜릿은 500년 만에 다시 건강식품이 되었다.

초콜릿은 약인가 음식인가

초콜릿에는 또 다른 낭만적 신화가 있다. 〈초콜릿을

먹으면 사랑에 빠진다〉는 이야기다. 발렌타인데이에 초콜릿을 주고받는 문화는 이 믿음과 무관하지 않다. 그 근거로 자주 인용되는 물질이 페닐에틸아민(PEA, phenylethylamine)이다. 흔히 사람이 사랑에 빠졌을 때 뇌에서 분비되는 신경전달물질로 소개된다. 초콜릿에 들어있는 PEA는 극소량이며, 섭취해도 대부분 체내에서 빠르게 분해되어 뇌에 도달하지 못한다. 또 다른 후보로 트립토판이 거론된다. 트립토판은 행복 호르몬이라 불리는 세로토닌을 만드는 재료다. 하지만 초콜릿 한두 조각에서 얻는 양은 기껏해야 미미하다. 예컨대 코코아파우더 1큰술(5그램)에 트립토판은 16밀리그램 수준이다. 트립토판은 초콜릿보다 칠면조 고기나 달걀에 훨씬 많이 들어있다. 게다가 트립토판을 더 먹는다고 기분이 자동으로 좋아지는 것도 아니다. 섭취량이 곧장 뇌의 세로토닌 생산으로 직결되는 구조가 아니기 때문이다.

그럼 초콜릿을 먹으면 왜 기분이 좋아질까? 답은 더 소박하다. 단맛과 지방이 주는 촉감, 그리고 카페인·테오브로민 같은 가벼운 각성 성분의 조합이 뇌의 보상 회로를 두드린다. 사랑의 묘약이라는 낭만적 서사는 과학의 지지를 받지 못한다. 초콜릿은 사랑을 만들지 않는다. 그저 달콤한 위로를 줄 뿐이다.

낭만을 걷어내고 나면 무엇이 남을까? 초콜릿의 건강 효과는 신화가 아니다. 하지만 그렇다고 초콜릿이 약이 되는 것도 아니다. 2022년 발표된 대규모 임상시험인 코스모스COSMOS 연구는 이 지점을 아주 냉정하게 보여준다. 하버드 연구팀은 2만 1천 명 이상의 고령자에게 초콜릿 자체가 아니라, 초콜릿의 핵심 성분인 코코아 플라바놀 보충제(500밀리그램/일)를 3.6년간 매일 먹게 했다. 설탕과 지방 변수를 제거하고 성분만으로 승부한 것이다. (앞서 종합비타민 장에서 소개한 바로 그 연구다.)

결과는 흥미로웠다. 플라바놀 섭취는 전체 심혈관 사건(심근경색, 뇌졸중 등) 발생률을 통계적으로 유의미하게 줄이지는 못했다. 대신, 심혈관 질환으로 인한 사망률은 27% 감소했다. 이 결과가 말해주는 건 명확하다. 코코아 플라바놀은 혈관 보호 가능성이 있는 성분이지만, 심근경색·뇌졸중 같은 사건을 확실히 막는 약은 아니다. 초콜릿은 약과 음식 사이에 서 있지만, 결론적으로는 약이 아니라 음식 쪽에 더 가깝다.

뇌를 똑똑하게 만드는 음식이란 기대에 찬물을 끼얹는 대규모 연구 결과들도 연이어 발표됐다. 하버드대와 컬럼비아대 연구팀이 주도한 코스모스COSMOS-Mind와 코스모스 웹COSMOS-Web 연구다. 2,000명 이상의 노인을 대상으로 3년간 고함량 코코아 추출물을 먹였지만, 결론은 실망스러웠다. 코코아 섭취는 노인들의 전반적인 인지 기능을 획기적으로 좋아지게 만들지 못했다. 앞서도 말했듯, 이 연구가 초콜릿 제조사(Mars)의 후원을 받았다는 점을 감안하면 다소 초라한 성적표이다.

물론 약간의 희망은 있었다. 평소 식습관이 엉망이라 플라바놀 섭취가 부족했던 하위 그룹에서는 기억력이 소폭 개선된 것이 확인되었다. 그렇다고 초콜릿 추출물이나 플라바놀 캡슐을 먹어야 할 정도로 효과가 강력한 것은 아니다. 초콜릿은 뇌를 슈퍼컴퓨터로 만들어주는 〈스마트 드럭 smart drug〉이 아니다. 매력적이며 적당히 먹으면 건강에도 유익한 음식일 뿐이다. 다크 초컬릿이든 밀크 초컬릿이든 각자 취향에 맞게 때때로 즐기면 된다. 그것으로 충분하다.

초콜릿, 세 가지 오해와 진실

우리는 왜 초콜릿을 사랑하는가? 특정 성분 때문이 아니다. 초콜릿이 입속에서 주는 특별한 느낌 때문이다. 1994년 저명한 음식심리학자 폴 로진 교수는 실험으로 이를 증명했다. 그는 초콜릿에 대한 욕구를 느낄 때 ①밀크 초콜릿 ②화이트 초콜릿 ③코코아 가루를 넣은 캡슐 ④화이트 초콜릿+코코아 캡슐 ⑤가짜 알약 ⑥물만 마시는 6가지 경우를 비교했다.

실험 결과, 밀크 초콜릿에 가장 가까운 만족감을 준 건 놀랍게도 화이트 초콜릿이었다. 화이트 초콜릿에는 지방(카카오버터)과 설탕만 있을 뿐, 유효한 카카오 고형분(약효 성분)은 거의 들어 있지 않다. 하지만 화이트 초콜릿을 먹으면 초콜릿 욕구의 상당 부분이 채워졌다. 반면에 진짜 코코아 가루가 들어있는 캡슐은 참가자들을 전혀 만족시키지 못했다. 결론은 명백하다. 초콜릿에 특별한 성분이 들어있는 게 아니다. 입속에서 녹아내리는 초콜릿의 지방과 물성, 그 감각적 쾌락이 특별한 것이다.

초콜릿이 편두통을 유발한다? 초콜릿과 두통에 대한 여러 연구 결과를 종합하면 초콜릿이 편두통을 일으킨다는 과학적 근거는 부족하다. 그런데도 초콜릿을 먹고 나서 편두통이 생겼다고 증언하는 사람은 제법 많다. 두통을 연구하는 과학자들의 설명에 따르면 이는 인과관계의 혼동이다. 편두통의 전구증상prodrome으로 초콜릿을 먹고 싶어지기 때문이다.

편두통으로 머리가 아프기 수시간~수일 전에 목이 뻣뻣해지거나, 빛에 예민해지고, 소변을 자주 보게 되는 등의 증상이 나타난다. 이때 뇌에서 식욕을 조절하는 시상하부도 평소와 다르게 작동하여 특정 음식을 갈망하도록 만든다. 초콜릿이나 사탕 같은 단 음식을 먹고 싶은 사람도 있고 짭짤한 감자칩을 찾는 사람도 있다. 즉, 초콜릿을 먹어서 머리가 아픈 게 아니라, 머리가 아플 예정이라 초콜릿을 찾게 된 것이다. 2021년 『뇌 연구Brain Research』 학회지에 실린 논문 역시 나도 모르게 이미 뇌 속에서 진행 중인 편두통이 이런 음식을 먹고 싶게 만들 수 있다고 지적한다.

월경 전에 초콜릿을 찾는다? 일부 여성은 월경 전에 초콜릿을 갈망craving하게 되는 경향이 있으나, 이는 생물학적 필요라기보다 문화적 현상인 것으로 판명됐다. 아시아나 다른 문화권 여성들에게서는 뚜렷하지 않고, 주로 서구 여성들에게서만 일어나는 현상이기 때문이다.

02
약처럼 팔리는 음식,
음식처럼 팔리는 약

마늘과 홍삼을 대하는
우리의 자세

영양학에는 오랜 유혹이 있다. 특정 집단의 건강과 장수 비결을 단 하나의 성분에서 찾으려는 시도다.

코코아를 많이 마시는 파나마의 쿠나족 연구는 그 유혹이 얼마나 매력적인지 보여준 사례였다. 쿠나족의 심혈관계가 건강하다면 우선 코코아, 그 다음에는 코코아 속 성분인 플라바놀이 혈관을 지켜준다는 기대에 불이 붙는다. 하지만 후속 연구로 갈수록 결론은 시들해졌다. 한 집단이 어떤 음식을 많이 먹는다는 사실만으로 그 음식이 건강의 원인이라고 말할 수는 없기 때문이다. 생활 방식, 환경, 유전, 의료 접근성, 심지어 〈건강하기 때문에 그 음식을 즐길 수 있는 상태〉라는 역방향 인과까지 한꺼번에 섞이면, 음식의 효과를 착각하기 쉽다. (술을 마셔서 건강한 게 아니라, 건강한 사람이 술을 마실 수 있는 것과 비슷하다.)

단 하나의 건강 비결을 찾아내려는 환원주의는 중요한 진실을 잊게 만든다. 한 지역·한 문화에서 관찰된 결과는 특정 음식이나 성분의 효과라기보다, 그 성분이 얹혀 있던 삶 전체의 효과일 수 있다.

이런 사실을 가장 적나라하게 보여주는 음식이 우리가 즐겨 먹는 마늘이다. 마늘을 보면, 쿠나족 코코아가 왜 〈기대에 찬 관찰〉에서 〈실망스러운 후속 연구〉로 흘러갔는지, 그 이유가 선명해진다. 마늘은 코코아보다 훨씬 오래전부터 약처럼 소비되어 왔고, 연구도 훨씬 많다. 그럼에도 결론은 늘 한 곳에서 갈린다. 누구는 혈압에 좋다 하고, 누구는 효과가 미미하다고 한다. 왜 이렇게 되는 걸까.

마늘은 약인가 음식인가

마늘을 먹지 않는 사람에게 마늘은 약처럼 보인다. 실제로 서구권에서 마늘은 고콜레스테롤, 고혈압, 당뇨병 관리를 돕고, 각종 암을 예방하며, 면역 기능을 강화하는 만능 영양제처럼 홍보돼 왔다. 감기·독감 시즌이 되면 〈면역 부스터〉로 광고 문구가 더 커지고, 심지어 피부에 바르는 식의 국소 사용까지 등장한다. 마늘을 음식으로 먹지 않으니, 캡슐에 담긴 보충제 형태로 소비하는 것이다.

국내 제도도 이런 이미지를 뒷받침한다. 현재 식약처는 마늘(마늘 추출물)의 기능성으로 〈혈중 콜레스테롤 개선

251

에 도움〉, 〈혈압 조절에 도움을 줄 수 있음〉 두 가지를 인정했다. 이런 기능성은 어디까지가 사실일까? 마늘의 효과, 특히 마늘이 콜레스테롤과 관련 지질 수치에 미치는 영향에 대해 전 세계적으로 수많은 연구가 수행되었다.

하지만 연구 결과는 생각보다 시원치 않다. 효과의 크기는 대부분 〈소폭〉에 그친다. 미국 국립보건원 산하기관 국립보완통합건강센터(NCCIH)의 분석에 따르면 마늘 보충제는 고콜레스테롤혈증이 있는 사람들의 총 콜레스테롤과 저밀도 지단백(LDL) 콜레스테롤 수치를 소폭 낮출 수 있다. 제한적인 증거들은 마늘 보충제가 고혈압 환자의 혈압을 소폭 낮출 가능성을 시사한다. 메타분석 연구 결과들을 보면 수축기 혈압은 7~9mmHg, 이완기 혈압은 4~6mmHg 낮출 수 있다. 당뇨병 환자의 혈당 역시 소폭 낮출 수 있다. 반면 미국 국립보건원은 〈마늘 섭취가 위암 위험을 낮추는 것으로 보이지 않는다〉고 명시한다. 마늘이 대장암(결장직장암) 위험에 영향을 미치는지도 불확실하다.

면역도 마찬가지다. 마늘이 함유된 식이보충제는 특히 감기와 독감 시즌에 면역 강화제로 홍보되지만, 이 주제에 대한 연구는 많지 않다. 2022년 리뷰 연구에서도 긍정적인 효과를 시사하는 연구는 단 두 건뿐이었고, 그마저도 참여자 수가 적고 연구 설계에 약점이 있었다.

많은 매체들은 〈한국인이 건강한 이유는 마늘을 많이 먹어서〉라고 칭송한다. 바깥에서 보면 그렇게 보일 수 있다. 실제로 1990년대 초 미국 국립암연구소(NCI)가 〈디자이너 푸드designer foods〉라는 이름으로 음식 속 항암 후보 성분(피토케미컬)을 추적하던 시기, 마늘은 대표적인 유망 식품으로 자주 거론됐다. 〈마늘이 1등〉 같은 랭킹이 돌아다니게 된 것도 그 무렵의 분위기 때문이다.

여기서 질문이 바뀐다. 마늘의 진짜 건강의 비결이라면, 마늘을 산더미처럼 먹는 나라들은 압도적으로 더 건강해야 한다. 하지만 현실은 그렇게 단순하지 않다. 위암만 봐도, 동아시아—특히 한국—은 세계에서 발생률이 가장 높은 축에 속한다. 위암은 지난 수십 년간 발생률이 감소하고 있는 암종이지만 여전히 발생률이 가장 높은 암이며, 국제암연구소(IARC) 자료에 따르면 2022년 기준 한국인의 위암 연간 발병률은 인구 10만 명당 27명으로, 몽골·일본에 이어 세계 3위이다.

숫자를 좀 더 들여다보자. 마늘 보충제로 약처럼 먹는 사람들이 하루에 섭취하는 마늘의 양은 크게 잡아도 하루 2.4그램이다. 연구에서는 주로 하루 0.6~1.2그램이 사용된다. 그런데 유엔식량농업기구(FAO)와 한국농촌경제연구원(KREI)의 최근 자료를 종합하면, 한국인의 1인당 연간 마늘 소비량은 약 6~7킬로그램에 달한다. 하루 16그램을 웃도는 수치로 보충제로 치면 수십 알을 삼키는 셈이다. 그럼 한국인은 혈압약, 고지혈증약이 필요 없을 정도로 건강한가? 아니다.

우리나라는 전 세계에서 두 번째로 마늘을 많이 소비하는 국가다. 전 세계에서 마늘을 가장 많이 섭취하는 나라는 중국이다. 중국은 1인당 마늘 소비량이 14킬로그램을 넘는 것으로 알려졌다. 미국 등 대부분의 서양 국가는 1킬로그램 미만이다. 그렇다면 중국인은 한국인보다 건강한가? 미국인은 한국인보다 마늘을 적게 먹어서 덜 건강한가? 숫자는 그런 믿음에 제동을 건다. 마늘 소비량이 1킬로그램도 안 되는 미국이나, 6~7킬로그램인 한국, 14킬로그램인 중국이나 고혈압 유병률은 30% 내외로 비슷하다. 마늘이 혈압약만큼 효과적이라면 나오기 어려운 결과다. 인과를 증명하는 비교가 아니지만 〈마늘 하나로 판이 바뀐다〉는 광고의 과장을 식히는 데는 충분하다.

고지혈증(이상지질혈증)은 더 충격적이다. 한국지질동맥경화학회에 따르면 한국 성인의 약 48%, 즉 두 명 중 한 명이 이상지질혈증 범주에 들어간다. 마늘을 산더미처럼 먹는 중국 역시 유병률이 40% 안팎으로 보고된다. 만약 마늘이 혈관 속 기름때를 씻어내는 강력한 세제라면, 한국과 중국은 고지혈증 청정구역이어야 한다. 하지만 현실은 정반대다. 삼겹살에 구운 마늘을 얹어 먹는다고 해서, 과도한 지방과 탄수화물이 일으키는 문제를 마늘 몇 쪽이 해결해줄 수는 없기 때문이다.

마늘은 약이 아니다—약의 언어로 팔리는 음식이다. 그리고 그 언어의 과장이 커질수록, 큰 그림을 놓치기 쉽다.

우리가 봐야 하는 것은 마늘이 아니라 식습관 전체다.

전체 식단이라는 큰 그림

우리가 빠지기 쉬운 함정이 있다. 영양학에서 이런 〈성분 하나의 환상〉은 반복된다. 과학자들은 심장병 없는 그린란드 이누이트를 보며 그 비결이 생선이라고 생각했고, 거기서 다시 오메가3를 추출해냈다. 하지만 오메가3 캡슐만 따로 먹인 수많은 실험은 기대만큼 강력한 효과를 내지 못했다. 그나마 고용량을 썼을 때 중성지방 수치를 낮추는 정도였다.

지중해 식단도 마찬가지다. 올리브유가 좋다고 하지만, 올리브유를 캡슐로 삼키거나 핵심 성분인 올레우로페인oleuropein만 뽑아 먹는다고 지중해 식단의 효과를 볼 수 있을까? 그렇지 않다. 지중해 사람의 건강은 채소, 과일, 통곡물, 견과류, 해산물을 즐기는 전체 식단, 느긋한 식사 시간, 스트레스를 덜 받는 사회적 관계가 어우러진 결과다.

한국인의 유별난 마늘 사랑도 비슷한 오해를 낳았다. 대표적인 사건이 2003년 전 세계를 공포로 몰아넣었던 사스(SARS, 중증급성호흡기증후군) 유행이다. 당시 중국과 홍콩은 사스로 초토화되었지만, 바로 옆에 붙어 있는 한국은 감염자가 극히 적었고 사망자는 사실상 없었다. 외신들은 이 특이한 현상에 주목했고, 곧 그럴듯한 가설을 내놓았다. 〈한국인은 마늘과 김치를 엄청나게 먹어서 사스에 안 걸

린다.〉

한국 언론은 열광했고, 국민들은 〈역시 우리 마늘이 최고〉라며 안심했다. 하지만 2015년, 또 다른 호흡기 바이러스인 메르스MERS가 한국을 덮쳤을 때 이 신화는 깨졌다. 우리는 2003년과 똑같이 마늘을 먹고 김치를 먹었지만, 메르스는 한국에서 맹위를 떨쳤다. 인도인이 카레 속 향신료인 강황을 많이 먹는다고 코로나19를 피할 수 없었던 것과 마찬가지다. 마늘이든 강황이든, 음식은 바이러스를 직접 막아내는 백신이 아니다. 마늘의 알리신 성분이 시험관에서 세균을 죽이는 강력한 항균력을 보인다고 해서, 그것이 우리 몸속에서도 똑같이 바이러스 방어막이 되어준다는 뜻은 아니다.

그렇다면 마늘의 진짜 역할은 무엇일까? 우리에게는 지중해 식단 못지않은 강력한 무기가 있다. 바로 채소 사랑이다. 경제협력개발기구(OECD) 통계에 따르면, 한국인의 채소 섭취량은 회원국 중 늘 1위를 다툰다. 밥상 위를 채우는 나물 반찬, 고기보다 상추와 깻잎이 더 두툼한 쌈 문화는 서구권에서 찾아보기 힘든 우리만의 경쟁력이다.

약효가 기대보다 시시하고, 암을 완벽히 막아주지도 못한다면, 우리는 왜 그토록 마늘을 사랑할까? 답은 영양학이 아니라 미식(美食)에 있다. 한국인에게 마늘은 건강해지려고 먹는 약이 아니다. 맛있어서 먹는 채소다.

이 지점에서 마늘의 진짜 가치가 드러난다. 맵고 아

린 생마늘의 알리신 성분이 혈관을 뚫어주는 것이 아니다. 맹물에 데친 시금치나 콩나물은 밍밍해서 많이 먹기 힘들다. 이때 마법을 부리는 것이 바로 마늘이다. 마늘은 밋밋할 수 있는 나물에 감칠맛을 더하고, 비릿할 수 있는 식재료의 잡내를 잡아, 우리가 그 엄청난 양의 채소를 질리지 않고 매일 먹을 수 있게 도와준다. 마늘은 혼자서 병을 고치는 슈퍼히어로가 아니다. 콩나물, 시금치, 배추 같은 수많은 채소들이 우리 몸에 들어올 수 있도록 길을 터주는 훌륭한 조력자다. 마늘은 그 자체로 주인공이라기보다, 한국인이 거친 채소 위주의 식단을 유지할 수 있게 해준 강력한 〈맛의 엔진〉이다.

그러니 마늘이 있어야 할 곳은 약통이 아니라 도마 위다. 우리가 쫓아야 할 것은 마늘이라는 마법의 탄환이 아니라, 마늘을 듬뿍 넣은 음식, 신선한 재료, 그리고 즐거운 식사 시간이 어우러진 건강한 삶 그 자체이기 때문이다. 오늘 저녁, 마늘을 약으로 삼키지 말고 음식으로 즐기자. 그것이 마늘을 대하는 가장 현명하고 맛있는 방법이다.

홍삼: 약의 언어를 쓰는 음식의 완성형

마지막으로 홍삼을 살펴보자. 한국에서 홍삼은 음식이기 전에 문장이다. 면역, 피로, 기력, 부모님, 선물. 홍삼은 이런 단어들로 유통된다. 감기철이 오면 광고 문구의 글씨가 커지고, 명절이 다가오면 포장의 무게가 늘어난다. 홍삼은 맛보다 상황으로 먹는다. 누군가의 건강을 걱정하는 마음, 혹은 걱정하고 있다는 표시. 한국 사회에서 홍삼은 그런 식으로 〈먹는 말〉이 된다.

마늘이 우리가 흔히 먹는 음식이 약처럼 과장된 경우라면, 홍삼은 시스템이 만든 과장이다. 식품이 어느 순간 캡슐로 옮겨가며 보충제가 된 것과 달리, 홍삼은 처음부터 끝까지 표준화와 브랜딩, 규제와 수출이 결합된 산업의 언어로 자랐다. 핵심 성분(진세노사이드)을 앞세운 숫자 경쟁, 〈면역 기능에 도움을 줄 수 있음〉 같은 문구의 반복, 그리고 선물 문화라는 유통 채널. 홍삼은 한국의 건강기능식품 산업이 어떻게 〈약의 문법〉을 상품으로 만드는지 보여주는 교과서다.

홍삼은 약의 언어가 어떻게 상품의 가치가 되는지를 보여주는 가장 완벽한 사례다. 제조사들은 끈적한 농축액을 스틱에 담고, 피로 개선과 면역력 증진이라는 문구를 식약처 인증 마크와 함께 새겨 넣는다. 덕분에 홍삼은 식품이면서도 약의 권위를 획득했다. 명절 선물 코너에서 홍삼이 늘 상석을 차지하는 이유는 맛 때문이 아니다. 그것이 상대방의 건강을 제대로 챙겨준다는, 가장 안전하고 표준화된 성의의 징표이기 때문이다.

홍삼은 〈좋다〉는 막연한 정서가 아니라, 〈정량〉이라는 형식을 가졌다. 진세노사이드ginsenoside는 홍삼을 숫자로 만들었다. 포장지 뒷면에 적힌 〈진세노사이드 합 5.5밀리그램〉 같은 숫자는 소비자에게는 비교 가능성을 주고, 회사에게는 경쟁의 기회를 준다. 어느새 우리는 홍삼을 향과 맛이 아니라 함량표의 숫자로 읽기 시작한다.

문제는 여기서부터다. 숫자가 붙으면 사람은 무의식적으로 약을 떠올린다. 홍삼을 약처럼 보이게 만드는 건 성분 자체가 아니라 표현과 포장과 규격이다. 홍삼은 약이 되어서가 아니라 약처럼 설명되면서 약에 가까워진다. 그 다음부터의 싸움은 과학이 아니라 문장의 영역이다. 그 언어는 효과를 증명하기 전에 먼저 소비를 만들어낸다.

왜 홍삼은 늘 〈도움이 될 수 있음〉에서 멈추는가

하지만 그 권위의 이면을 들여다보면 묘한 회색지대가 나온다. 홍삼의 기능성은 언제나 〈~에 도움을 줄 수 있음〉이라는 조심스러운 문장으로 끝난다. 왜 홍삼은 확실한 〈치료〉가 아니라 늘 〈도움〉에서 멈출까?

이는 홍삼이 노리는 타깃이 질병이 아니라 상태이기 때문이다. 피로, 면역력 저하, 활력 부족… 누구나 느끼지만 의학적으로 정의하기 힘든 주관적인 영역이다. 엔드포인트(end point, 결과 지표)가 모호하니 효과의 체감 역시 흐릿하다. 대상도 광범위하고(건강한 사람부터 경계선의 사람까지), 제형·용량·기간도 제각각이다. 체감은 플라시보 효과와 섞이며 주관적인 쪽으로 기울기 쉽다.

시야를 세계로 돌리면 이 모호함의 실체가 더 명확해

진다. 한국 식약처는 가능성이 확인되면 기능성을 인정하지만, 미국 NIH 산하 NCCIH(국립보완통합건강센터)는 훨씬 보수적이다. 대부분의 홍삼 연구가 200명 미만의 소규모이며 기간이 3개월 미만으로 짧다는 점을 지적하며 판단을 유보한다. 한국은 가능성을 인정하고, 세계는 확실한 증거를 요구한다.

이 틈새가 바로 홍삼 시장을 지탱하는 핵심이다. 확실히 낫지는 않지만, 왠지 안 먹는 것보다는 나을 것 같다는 기대감. 홍삼은 바로 이 틈새를 파고들어 거대한 시장을 형성했다. 그래서 홍삼은 〈있다/없다〉의 단호한 문장보다 〈그럴 수도 있다〉는 문장에 붙는다.

이 애매함은 과학의 한계이기도 하지만, 동시에 마케팅이 가장 좋아하는 언어이기도 하다. 〈완치〉는 규제에 걸리지만 〈도움〉은 통과한다. 〈도움이 될 수 있음〉은 불확실성을 숨기지 않는 것처럼 보이면서도, 소비를 멈추게 하진 않는 절묘한 문장이다.

음식처럼 먹지만 약처럼 조심해야 하는 순간

홍삼은 많은 사람에게 비타민처럼 소비되지만, 특정 상황에서는 상호작용 문제가 자주 거론된다. 항응고제, 당뇨약, 면역억제제 같은 약을 쓰는 사람에게는 〈괜찮겠지〉가 아니라 〈한 번은 확인해야 하는 것〉이 된다.

예를 들어, 인삼(홍삼 포함)은 와파린 같은 항응고제

나 항혈소판제(아스피린, 클로피도그렐)와 함께 복용할 때 약물의 효과에 영향을 줄 수 있다. 또한 홍삼은 드물지만 혈당강하제와 상호작용하여 저혈당을 유발할 가능성도 제기된다. 홍삼은 음식처럼 먹지만, 어떤 순간엔 약처럼 조심해야 한다. 그리고 바로 그 순간이 다음 장에서 다룰 영양제와 약의 상호작용으로 이어진다.

우리는 홍삼을 〈누구나 먹어도 되는 비타민〉처럼 소비하지만, 어떤 상황에서는 약처럼 취급해야 한다. 마늘이 음식이 약으로 오해되는 순간을 보여줬다면, 홍삼은 약의 언어가 음식에 정착하는 과정을 보여준다.

이제 다음 장으로 넘어가자. 영양제가 약과 같은 시간표—같은 위장, 같은 간, 같은 혈류—위에서 만나는 순간, 무슨 일이 벌어지는가.

03
영양제와 약의
상호작용

섭취 기준을 둘러싼
오해와 진실

식탁 위에는 수많은 금기가 떠돈다. 한때 인기있던 음식 궁합에 대한 속설들이다. 당근과 오이를 섞으면 안 된다는 설이 대표적이다. 당근에 들어있는 비타민 C를 분해하는 효소(아스코르비나아제)가 오이의 비타민 C를 파괴한다는 논리다. 맞다. 하지만 걱정할 만한 손실은 아니다. 이 효소는 호박, 가지, 배추 등 수많은 채소에 들어있다. 심지어 오이 자체에도 들어있다. 칼질만 해도 나오는 비타민 C 분해 효소를 피하려면 우리는 채소를 따로따로 씹어 먹어야 할 판이다.

애초에 김밥 속 오이와 당근의 비타민 C 함량은 높지 않다. 우리가 비타민 C 하나를 얻으려고 채소를 먹는 것도 아니다. 게다가 당근을 가열 조리하는 과정에서 비타민 C가 이미 줄어든다. 오이를 씹는 순간부터 줄어든다. 비타민 손실을 걱정하느라 김밥 속 당근과 오이를 빼낼 필요가 없다.

우리는 식탁 위의 사소한 화학 반응에 예민하다. 하지만 정작 우리가 진짜 두려워해야 할 위험한 만남에 대해서는 놀라울 정도로 관대하다. 바로 농축된 영양제와 약의 만남이다.

많은 사람이 매일 아침 고혈압 약을 삼키면서 고농축 마늘 캡슐을 함께 먹는다. 혈액 응고를 막는 약을 먹으면서 혈액 순환을 돕는다는 오메가3나 은행잎 추출물을 듬뿍 챙겨 먹는다. 김밥 속 오이와 당근의 화학 반응은 걱정하면서, 카레 30그릇 분량의 강황을 농축해 놓은 알약이 내 몸속 약물과 섞일 때 어떤 일이 벌어지는지에 대해서는 묻지 않는다.

영양학에서 음식 궁합이 대부분 미신에 가깝다면, 약리학에서 약물 상호작용은 생사를 오가는 실재다. 그 차이를 만드는 것은 바로 양이다.

독성학의 아버지 파라셀수스는 말했다. 〈모든 것은 독이며, 독이 없는 것은 없다. 용량만이 독이 아님을 정한다.〉 음식 속의 성분은 묽다. 그래서 서로 부딪혀도 찻잔 속의 태풍에 그친다. 하지만 영양제는 다르다. 그것은 음식이 아니라, 특정 성분을 추출하고 농축하여 캡슐에 가둔 화학 물질이다. 농축되는 순간, 그것은 더 이상 식탁의 규칙이 아니라 약리학의 규칙을 따르기 시작한다. 효과만 그런 게 아니라 부작용과 상호작용 면에서도 그렇다.

이제 식탁을 떠나, 우리 몸속의 더 깊고 좁은 곳으로 들어가 보자. 그곳에서 당신이 무심코 삼킨 영양제와, 당신을 살리기 위해 투입된 약이 만나고 있다. 한쪽은 약효를 증폭시키고, 한쪽은 약효를 꺼뜨리며, 어떤 조합은 부작용을 키운다. 영양제와 약의 상호작용, 이것은 김밥 속 당근과 오이의 싸움과는 차원이 다른 전쟁이다.

간이라는 좁은 문: 대사의 병목 현상

우리 몸에는 외부에서 들어온 물질을 처리하는 거대한 검문소가 있다. 바로 간이다. 우리가 먹은 음식, 약, 술, 그리고 영양제는 대부분 이곳을 거쳐야 한다. 장에서 흡수된 물질은 문맥을 타고 간으로 직행한다. 간은 이 물질들을 해독하고, 분해하고, 배설하기 좋은 형태로 바꾼다. 일단 여기서 한 번 걸러진 뒤에 전신으로 퍼지기 때문에 어떤 성분은 효과가 줄어들기도 한다. 약리학에서 초회 통과 효과first-pass effect라고 부르는 현상이다.

문제는 간이라는 검문소의 일꾼이 무한하지 않다는 점이다. 간에는 시토크롬P450이라는 대사 효소군이 있다. 이들은 약물을 분해하는 주력 부대다. 그런데 내가 고혈압 약을 먹고, 곧이어 고농축 영양제를 한 줌 털어 넣었다고 가정해보자. 약과 영양제는 간으로 쏟아져 들어오고, 한정된 효소들은 감당할 수 있는 처리량을 넘어선다. 이것이 바로 병목 현상이다.

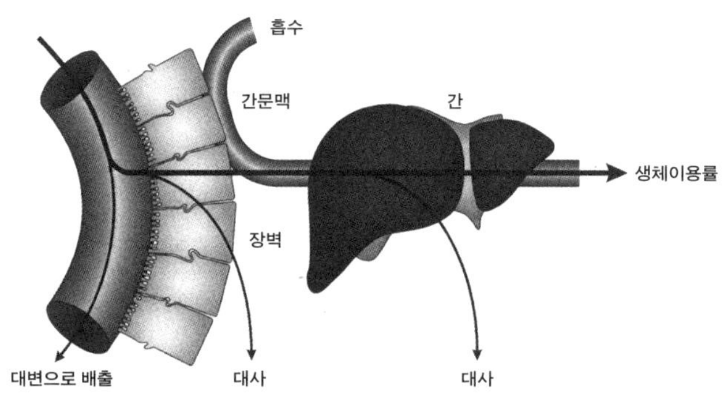

초회 통과 효과

약리학적으로 약물 상호작용의 상당수는 여기서 발생한다. 영양제가 효소라는 일꾼을 붙잡아두면 약은 분해되지 못하고 몸속을 떠돈다. 반대로 영양제가 효소들을 너무 많이 깨워버리면 약은 효과를 내기도 전에 순식간에 분해되어 사라진다. 우리가 무심코 먹은 몸에 좋은 것들이, 정작 우리를 살리는 약의 운명을 뒤흔드는 것이다.

약과 영양제의 상호작용은 크게 세 가지 양상으로 벌어진다. 엑셀을 밟거나, 브레이크를 밟거나, 혹은 정반대 신호를 보내거나.

상호작용의 세 가지 양상

1. 엑셀을 밟는 자: 약효를 지워버리는 유도

가장 대표적인 사례가 세인트 존스 워트다. 서양고추

나물로 불리는 이 허브는 천연 우울증 치료제나 갱년기 영양제로 인기가 높다. 국내에서는 세인트 존스 워트 추출물이 일반의약품이지만 해외에서는 마트에서 파는 보충제로 쉽게 구매된다. 하지만 약리학계에서 이 풀은 상호작용 때문에 악명이 높다.

세인트 존스 워트는 간의 대사 효소(CYP3A4 등)를 강력하게 유도한다. 비유하자면 일꾼들에게 에너지 드링크를 먹여 작업 속도를 미친 듯이 올리는 셈이다. 그 결과, 함께 들어온 다른 약물들이 효과를 내기도 전에 분해되어 몸 밖으로 배출된다. 피임약, 이식 거부 반응 억제제, 항바이러스제 같은 중요한 약들이 세인트 존스 워트와 함께 복용하는 동안 효능을 잃어버릴 수 있다. 우울감을 달래려다 원치 않는 임신을 하거나, 이식받은 장기가 거부 반응을 일으키는 비극이 벌어질 수 있다. 세인트 존스 워트는 CYP3A4뿐 아니라 약을 밖으로 밀어내는 수송체(P-gp)까지 유도한다. 그래서 어떤 약은 분해되고, 어떤 약은 흡수가 줄어들어 효과가 떨어진다.

2. 브레이크를 밟는 자: 독성을 키우는 억제

반대의 경우도 있다. 효소의 손발을 묶어버리는 경우다. 대표적인 것이 자몽이다. 자몽 속 성분(특히 푸라노쿠마린류)은 약물을 분해하는 효소(CYP3A4)의 활동을 방해한다.

고지혈증약(스타틴 계열)이나 고혈압 약(칼슘채널차단제)은 장과 간에서 적절히 분해되어야 혈중 농도가 안전하게 유지된다. 제약회사는 장 점막과 간의 대사 효소가 약 성분을 어느 정도 분해할 것을 감안해서 알약의 용량을 정한다. 그런데 고농축 자몽 추출물이나 자몽 주스를 함께 마시면, (특히 장 점막의) 분해 효소가 비활성화되어 멈춰버린다. 그 결과, 약이 나가지 못하고 몸에 계속 쌓인다. 약 한 알을 먹었는데, 몸속에서는 두세 알을 먹은 것과 같은 농도가 된다. 이는 급격한 혈압 저하나 근육 손상 (드물게 횡문근융해증) 같은 심각한 부작용으로 이어질 수도 있다.

자몽 주스 한 잔이 이 정도인데, 다이어트나 항산화를 위해 농축된 추출물을 먹는다면 그 위험은 배가된다. 게다가 자몽이 한번 망가뜨린 효소는 다시 복구되는 데 시간이 걸려, 이 상호작용은 최대 72시간까지 지속될 수 있다.

3. 반대 신호를 보내는 자: 작용의 충돌

간에서 싸우지 않고, 혈액 속에서 정면충돌하는 경우도 있다. 약과 영양제가 서로 정반대의 명령을 내리는 경우다.

와파린warfarin은 혈액이 굳는 것을 막는 항응고제다. 심장 질환이나 뇌졸중 위험이 있는 환자에게는 생명줄과 같다. 반면 비타민 K는 혈액을 응고시키는 역할을 한다. 시금치나 브로콜리 같은 녹색 채소에 많다. 음식으로 매일 일정하게 먹는 건 괜찮다. 요점은 채소 금지가 아니라 섭취량을 갑자기 바꾸지 않는 것이다. 하지만 뼈 건강을 위해 고용량 비타민 K 보충제를 먹거나, 녹즙이 좋다는 말에 어느 날 갑자기 진하게 갈아 마시면 문제가 생긴다. 와파린은 〈피를 묽게 하라〉고 명령하는데, 비타민 K 부대가 들이닥쳐 〈피를 굳게 하라〉고 명령을 덮어버린다. 결국 약효는 무력화되고 혈전 위험은 다시 치솟는다.

4. 아군인가 적군인가: 시너지와 간섭

약물 상호작용이 꼭 간에서만 일어나는 건 아니다. 때로는 같은 목적을 가진 성분끼리 뭉쳐서 과도한 효과를 내거나(시너지), 뱃속에서 서로를 붙잡고 늘어져 흡수를 막아버리기도 한다(간섭).

① 같은 방향으로 달려 위험한 경우(출혈 위험 증가)

약: 아스피린, 클로피도그렐, 와파린(피를 묽게 하는 약)

영양제: 오메가3, 은행잎 추출물(징코), 마늘 고농축액, 비타민 E

상호작용: 이들은 모두 혈액 순환에 좋다는 공통점이 있다. 말하자면, 피를 덜 굳게 만든다. 약으로 이미 피를 묽게 만들어놨는데(정확히는 덜 굳게), 여기에 오메가3와 은행잎 추출물을 고용량으로 더하면, 피는 잘 굳지 않는 쪽으로 심하게 기운다. 멍이 쉽게 들고, 코피나 잇몸 출혈이 잦아지고, 심하면 위장관 출혈이나 뇌출혈 위험을 높일 수 있

다. 혈액 순환에 좋다는 말만 믿고 모든 걸 섞어 먹으면, 피는 멈춰야 할 때 멈추지 못한다.

② 뱃속에서 서로를 묶어버리는 경우(흡수 방해)

약: 항생제(테트라사이클린, 퀴놀론 계열), 갑상선 호르몬제(씬지로이드)

영양제: 칼슘, 마그네슘, 철분, 아연(미네랄 제제)

상호작용: 미네랄은 성격이 급하다. 뱃속에 들어온 약물 분자를 보면 달려들어 달라붙는다. 항생제(테트라사이클린, 퀴놀론 계열)는 미네랄과 킬레이트chelate 결합을 만든다. 미네랄과 엉겨 붙어 덩치가 커진 약물은 장벽을 통과하지 못하고 대변으로 배설된다. 세균 감염을 빨리 낫게 하려고 항생제와 종합비타민(미네랄 포함)을 같이 먹었는데, 비타민 속의 칼슘과 마그네슘이 항생제를 붙잡고 동반 퇴장하는 셈이다. 결국 약효는 사라진다.

갑상선 호르몬제도 미네랄에 흡착되어 흡수가 떨어질 수 있다. 이런 약을 먹을 때는 미네랄 영양제와 최소 2~4시간 간격을 둬야 한다.

다다익선은 없다, 과유불급만 있을 뿐

이 모든 충돌의 근본 원인은 무엇일까? 다시 파라셀수스의 말로 돌아간다. 바로 용량이다.

현대 영양학 마케팅은 〈많을수록 좋다〉는 환상을 심어주었다. 비타민 C 1,000밀리그램이 좋다면 3,000밀리그램은 세 배 더 좋을 것이라는 단순한 믿음이다. 하지만 생물학에 직선은 없다. 대체로 영양소의 효능은 뒤집힌 U자형, 부작용은 J자형 곡선을 그린다. 결핍도 문제지만, 과잉도 독이다.

여기서 잠깐 짚고 넘어갈 점이 있다. 건강기능식품이라고 반드시 약보다 함량이 낮은 게 아니다. 오히려 그 반대이다. 품목별로 허용 범위가 따로 정해져 있기 때문이다. 예를 들어 비타민 C 1,000밀리그램은 일반의약품이지만 3,000밀리그램은 건강기능식품이다. 마찬가지로 약에는 코엔자임 Q10 10밀리그램이 넣을 수 있는 최대량이지만 건강기능식품은 100밀리그램이 가능하다.

수용성 비타민은 소변으로 배출되니 괜찮다고? 틀렸다. 배출된다는 건 축적 독성이 덜하다는 뜻이지, 부작용이 없다는 뜻은 아니다. 비타민 C도 고용량에선 설사, 장내 가스, 복통 같은 부작용이 생긴다. 카페인도 수용성이지만 과잉 섭취하면 불면·두근거림 같은 부작용이 생긴다. 약물과 부딪힐 여지도 커진다. 상호작용 문제의 상당수는 우리가 음식으로는 도저히 섭취할 수 없는 고용량을 캡슐로 삼킬 때 발생한다. (수용성 비타민의 부작용에 대해서는 앞서 3부 1장에서 더 자세히 다룬 바 있다.)

시금치 반찬을 먹으면서 〈이게 와파린과 충돌할까?〉 걱정할 필요는 없다. 섭취량을 갑자기 바꾸지만 않으면 된다. 하지만 시금치 30접시 분량을 농축한 알약을 먹는다면 이야기는 달라진다. 약물 상호작용은 결국 농축이 빚어낸 현대인의 딜레마이다.

김밥 속 오이와 당근을 걱정할 시간에, 내 약통을 점검해야 한다. 최고의 선택은 상호작용이 가장 적은 영양제, 즉 음식으로 섭취하는 것이다. 약을 먹고 있다면, 영양제 다이어트가 필요하다. 약은 외로워야 한다. 새 영양제를 추가하기 전엔, 복용 중인 약과 함께 약사에게 한 번만 확인하자. 약이 몸속에서 제 할 일을 하고 조용히 떠나도록, 영양제라는 불청객을 너무 많이 초대하지 말자.

우리 몸은 영양소 실험실이 아니다. 〈적당히〉는 타협이 아니라, 가장 과학적인 안전장치다.

필름 제형의 함정

약이나 영양제의 일부 활성 물질은 간에서 분해되어 효과가 떨어진다. 이걸 거꾸로 마케팅에 이용할 때가 있다. 필름 제형으로 만들면 구강 점막을 통해 흡수되어 초회 통과 효과를 피할 수 있다는 것이다. 하지만 여기에는 맹점이 있다. 필름에 넣을 수 있는 성분의 양은 제한적이다. 많은 제품은 〈초회 통과를 피한다〉는 말에 비해 실제 투여량이 너무 작아 체감 효과가 과장되기 쉽다. 글루타치온 필름이나 NMN 필름으로 극적인 효과를 경험했다면, 그건 성분보다 기대감이 만든 결과일 가능성이 크다.

예외적 상황: 약 때문에 영양제가 필요할 때

앞서 우리는 영양제가 약의 효과를 방해하는 상황을 살펴봤다. 하지만 반대로 약이 우리 몸속 영양소를 부족하게 만드는 경우도 있다. 장기 복용하는 약물이 특정 영양소의 흡수를 막거나, 몸 밖으로 배출되는 속도를 높이기 때문이다. 물론 주의가 필요하다. 이런 이야기는 듣는 사람 입장에선 불안을 건드리기 쉬워서, 필수인 것처럼 받아들여지기도 한다. 고혈압 약을 먹으니 미네랄을 반드시 먹어야 한다거나, 진통제를 먹으니 비타민을 추가해야 한다는 식이다. 그러나 대부분의 경우, 균형 잡힌 식사를 한다면 약 때문에 임상적으로 문제될 정도의 결핍은 잘 생기지 않는다.

하지만 장기간 복용 시 결핍이 과학적으로 입증된, 그래서 보충이 필요한 몇 가지 예외는 분명 존재한다. 다음 약들을 장기간 복용 중이라면, 내 식단과 영양 상태를 점검해 볼 필요가 있다.

1. 당뇨약(메트포르민)과 비타민 B12

당뇨 환자의 1차 치료제로 가장 널리 쓰이는 메트포르민은 장에서 비타민 B12가 흡수되는 과정을 방해한다. 약을 오래 먹을수록, 용량이 높을수록 위험이 올라간다. 연구에 따라 장기 복용자의 10~30%에서 B12 결핍이 보고된다. 비타민 B12가 부족하면 손발이 저리거나 따끔거리는 말초신경병증이 생길 수 있다. 문제는 이것이 당뇨 합병증 증상과 매우 비슷해 혼동하기 쉽다는 점이다. 메트포르민을 오래 먹고 있다면 정기적으로 B12 수치를 확인하고, 필요하다면 영양제로 보충하는 것이 도움이 된다.

2. 고지혈증약(스타틴)과 코엔자임 Q10

스타틴은 간에서 콜레스테롤이 합성되는 경로를 차단한다. 문제는 이 경로가 우리 몸의 에너지 대사에 관여하는 코엔자임 Q10을 만드는 경로와 겹친다는 점이다. 콜레스테롤 합성을 막으면 코엔자임 Q10의 생산도 덩달아 줄어든다. 스타틴 복용자 중 일부가 겪는 원인 모를 근육 통증이나 피로감이 이와 관련이 있다는 가설이 있다. 비록 코엔자임 Q10 섭취가 근육통을 확실히 예방한다는 임상 근거는 아직 엇갈리지만, 스타틴을 복용하며 피로 또는 근육통을 느낀다면 시도해 볼 수 있다.

3. 이뇨제(혈압약)와 칼륨/마그네슘

고혈압 치료에 쓰이는 티아지드thiazide 계열이나 루프loop 계열 이뇨제는 기본적으로 신장에서 염분과 수분을 더 많이 배출시켜 혈압을 낮춘다. 이때 물만 나가는 게 아니다. 물에 녹아 있는 미네랄, 특히 칼륨(K)과 마그네슘(Mg)이 소변으로 함께 쓸려나간다. 이들이 부족하면 다리에 쥐가 잘 나거나(근육 경련), 눈꺼풀이 떨리고, 심하면 부정맥이 올 수 있다. 고혈압 약을 먹는데 쥐가 자주 난다면 마그네슘 부족일 수 있다.

다만, 반대로 칼륨을 몸에 가두는(칼륨 보존) 이뇨제와 혈압약(ARB)도 있으므로, 무턱대고 미네랄을 먹기 전에 내

가 먹는 약의 종류를 약사에게 먼저 확인해야 한다. 칼륨
보충제는 단순한 영양제가 아니라 자칫하면 부정맥과 같
은 부작용 위험이 큰 전해질이다. 따라서 증상이 있더라도
보충은 혈액검사로 확인한 뒤 결정하는 게 안전하다.

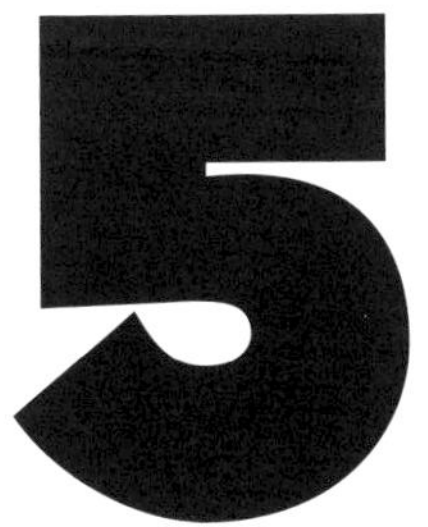

미래의 건강 관리

인공지능이 설계하는 개인화 식단

01
초개인화 영양의 함정

연속 혈당 측정기(CGM)와
데이터의 노예들

최근 건강 트렌드 중 하나는 연속 혈당 측정기(CGM)다. 당뇨병 환자가 아닌 일반 소비자들도 팔 뒤에 센서를 붙이고, 하루 종일—특히 식후에—그래프가 춤추는 걸 확인한다.*

그런데 CGM을 써보면 이상한 장면을 자주 만나게 된다. 같은 음식을 먹는데, 나는 혈당이 오르고 내 친구는 오르지 않는다. 예컨대 똑같은 피자를 먹었는데 1시간 뒤 내 그래프는 180밀리그램/dL 근처까지 치솟고, 내 친구는 130밀리그램/dL을 크게 넘지 않는다.

---

* 엄밀히 말해 혈당(혈액 속 포도당)이 아니라 세포와 세포 사이의 체액(간질액)에서 당 수치를 측정한다. 그래서 변화가 빠를 때는 실제 혈당 수치와 약 5~15분 정도 시차(지연)가 발생할 수 있다.

영양학에는 오랫동안 풀리지 않는 미스터리가 있었다. 〈왜 같은 음식을 먹는데 누구는 살이 찌고 누구는 마르는가?〉 과거에는 이 질문에 대한 답이 단순했다. 〈의지가 약해서〉 혹은 〈운동을 안 해서〉 같은 이유였다. 하지만 과학이 발달하면서 우리는 더 근본적인 곳을 들여다보게 되었다. 우리 몸속의 생태계, 그리고 데이터다.

이제 우리는 바야흐로 초개인화 영양hyper-personalized nutrition의 시대로 진입하고 있다. 스마트폰이 내 취향의 음악을 추천해주듯, 인공지능이 내 몸에 맞는 식단을 골라주는 세상이다. 과연 이 기술은 우리를 구원할 수 있을까, 아니면 또 다른 강박의 감옥에 가둘까?

이 장의 질문은 단순하다. 〈내 몸에 맞는 음식은 정말 존재하는가?〉

개인 맞춤형 영양 서비스들은 〈존재한다〉고 말한다. 그리고 그 주장은 어느 정도 사실이다. 같은 빵을 먹어도 누구는 혈당이 더 튀고, 같은 밥을 먹어도 누구는 더 오래 끌고 간다. 하지만 문제는 그 다음이다. 〈그럼 너는 이걸 먹고 저건 먹지 마.〉 이 한 문장으로 개인화를 끝낼 수 있을까? 개인화가 과학이라면, 그 과학은 아직 그렇게 단순하지 않다.

쌍둥이의 역설: 슈퍼푸드는 없다

이 미스터리를 풀기 위해 과학자들이 가장 먼저 주목한 대상은 쌍둥이였다. 2020년 영국 킹스 칼리지 런던의

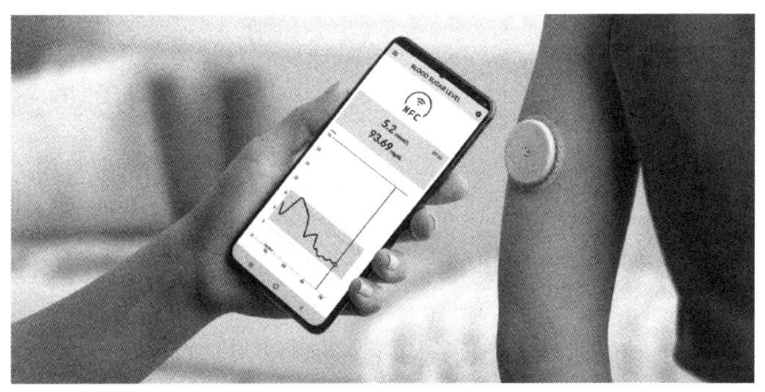

연속 혈당 측정기
출처: https://www.nxp.com/applications/CONTINUOUS-GLUCOSE-MONITORING

팀 스펙터 교수와 하버드 의대 연구팀이 주도한 프리딕트 PREDICT 연구가 논문으로 발표되며 큰 반향을 일으켰다.

연구진은 유전자가 100% 일치하는 일란성 쌍둥이들을 포함해 수천 명의 참가자에게 동일한 식사를 제공하고, 식후 혈당과 중성지방(triglycerides, TG) 반응이 어떻게 달라지는지 고해상도로 추적했다. 상식적으로 유전자가 같다면, 즉 몸의 설계도가 같다면 반응도 비슷해야 한다.

하지만 결과는 예상과 달랐다. 같은 식사를 먹었는데도 형은 혈당 그래프가 비교적 평온했고, 동생은 더 크게 출렁이는 식이었다. 식후 중성지방 반응은 더 요동쳤다. 어떤 쌍둥이는 지방 처리를 잘했지만, 다른 쪽은 식후 몇 시간 동안 중성지방 수치가 쉽게 가라앉지 않았다. 연구진은 식사 자체(지방·탄수화물 비율)만으로는 개인 차이를 충분히 설명할 수 없고, 사람마다 다른 개인적 요인이 생각보다 큰 역할을 한다는 쪽으로 결론을 내렸다. 연구팀의 분석 결과, 식후 혈당 반응에서 유전자가 차지하는 비중은 10%도 채 되지 않았다(약 9.5%). 중성지방 반응의 유전 기여는 더 낮게 잡혔다. 유전자는 식단의 정답을 주기보다, 같은 환경에서 누가 더 흔들리기 쉬운지(민감도)를 남겼을 뿐이다.

이 연구가 던진 메시지는 명확하다. 〈모두에게 통하는 보편적인 슈퍼푸드는 없다.〉 옆 사람에게는 〈착한 탄수화물〉인 현미밥이 나에게는 혈당을 더 올리는 음식일 수도 있고, 모두가 피하라는 치즈가 어떤 사람에게는 생각보다 무난한 에너지원일 수도 있다.

유전자가 유일한 범인이 아니라면, 도대체 무엇이 이런 차이를 만들까? 연구진이 유력한 후보로 끌어올린 것은 장내 미생물, 즉 마이크로바이옴microbiome이었다. 같은 설계도를 갖고 태어나도, 우리는 같은 몸으로 늙지 않는다. 우리는 서로 다른 잠, 서로 다른 스트레스, 서로 다른 운동 습관을 살고—무엇보다 서로 다른 미생물 생태계를 키운다.

장내 미생물이 음식 반응을 바꾸는 방식

우리가 먹는 음식은 단순히 위에서 녹아 칼로리로 들어오는 게 아니다. 특히 탄수화물과 섬유질은 갈림길을 탄다. 일부는 소장에서 흡수되어 곧바로 혈당과 인슐린을 흔든다. 하지만 일부는 끝까지 소화되지 못하고 대장으로 내려간다. 그때부터는 인간이 아니라 미생물이 요리를 시작한다.

대장에서 미생물은 섬유질 같은 사람이 직접 소화할 수 없는 재료를 발효시켜 짧은사슬지방산(SCFA) 같은 부산물을 만든다. 이 부산물은 장벽과 면역, 염증 반응, 심지어 식욕 조절에까지 영향을 줄 수 있다고 알려져 있다. 한마디로, 같은 음식을 먹어도 누구는 대장에서 좋은 부산물을 더 만들어내고, 누구는 덜 만들어낸다는 시나리오가 가능해진다. 음식의 칼로리는 같아도, 몸이 받아 적는 영양의 의미는 달라질 수 있다는 것이다.

그리고 또 하나의 축이 있다. 담즙(쓸개즙)과 지방 대사다. 지방은 단순히 흡수되는 게 아니라 담즙과 만나 유화되고, 그 과정에서 여러 신호가 생긴다. 장내 미생물은 담즙산 조성을 바꾸기도 한다고 알려져 있다. 그러니 식후 혈중 지방(중성지방) 반응이 사람마다 크게 갈리는 현상은, 지방을 얼마나 먹었느냐만으로는 설명이 잘 안 된다. 오히려 장과 간, 미생물이 얽인 네트워크가 개입하는 게 자연스럽다.

물론 여기에도 함정이 있다. 마이크로바이옴은 범인일 수도 있지만, 현장에 남은 발자국일 수도 있다. 어떤 균이 많아서 혈당이 흔들리는 건지, 혈당이 흔들리는 생활을 오래 해서 그 균이 많아진 건지—연관성만으로는 방향을 확정하기 어렵다. 개인화 서비스가 넘어야 할 첫 번째 산은 바로 이 인과관계의 벽이다.

그럼에도 불구하고, 마이크로바이옴은 이런 말에 힘을 실어준다. 〈나에게 맞는 음식은 음식 자체가 아니라, 내

몸의 생태계가 함께 만들어내는 결과다.〉

파란 똥의 비밀과 AI 영양사의 등장

우리 장 속에는 수조 마리의 미생물이 산다. 이들은 단순한 세입자가 아니라, 우리가 먹은 음식을 분해하고 비타민을 합성하며 면역 시스템과 대화하는 거대한 화학 공장이다. 흥미로운 건 이 미생물 생태계가 지문처럼 사람마다 완전히 다르다는 점이다. 심지어 일란성 쌍둥이조차 장내 미생물을 절반쯤만 공유한다는 보고도 있다.

이 보이지 않는 세계를 눈으로 확인하는 방법은 기상천외하다. 연구팀은 참가자들에게 식용 색소를 넣은 파란색 머핀을 먹게 했다. 이른바 〈파란 똥 챌린지Blue Poop Challenge〉다. 음식을 먹은 뒤 파란색 변을 볼 때까지 걸리는 시간, 즉 장 통과 시간을 쟀더니, 짧게는 12시간에서 길게는 며칠까지 사람마다 천차만별이었다. 연구진은 장 통과 시간이 장내 환경을 가늠하는 한 가지 지표라고 추측했다. 대체로 통과 시간이 지나치게 길수록 특정 문제들과 함께 나타나는 경우가 많았고, 시간이 짧을수록 장내 미생물 생태계가 건강하고 다양해 보였기 때문이다.

문제는 이 데이터의 복잡함이다. 수천 명의 식후 반응, 수면, 활동량, 스트레스, 장내 미생물 정보를 한꺼번에 인간의 머리로 분석하기는 어렵다. 그래서 등장한 것이 인공지능(AI)이다. 조ZOE, 데이투DayTwo 같은 기업들은 사용자의 대변 샘플과 연속혈당측정기 데이터를 바탕으로, 음식에 점수를 매기고, AI 알고리즘을 통해 〈당신에게 맞는 선택〉을 추천한다.

사례는 드라마틱하다. 뉴욕타임스에 소개된 톰 이데마Tom Idema의 사례를 보자. 20년 동안 2형 당뇨병을 앓으며 온갖 다이어트에 실패했던 그는 AI 앱을 사용한 뒤 50킬로그램 가까이 감량했고 혈당을 정상 범위로 되돌렸다. 비결은 〈금지〉가 아니라 〈조합〉이었다. 앱은 그가 좋아하는 마카로니 앤 치즈에 낮은 점수를 줬지만, 단백질을 곁들이면 점수가 올라간다고 제안했다.

그는 자신이 싫어하는 샐러드 대신 마카로니에 닭고기를 넣어 먹었고, 혈당 스파이크를 피할 수 있었다. 이데마의 경우는 〈무조건 먹지 마라〉가 아니라 〈네 몸은 이렇게 반응하니 이렇게 먹어라〉라고 알려주는 AI 영양사의 승리로 볼 만하다. 하지만 AI 맞춤 영양이 모두에게 이런 긍정적 결과만 가져다 주는 것은 아니다.

데이터의 감옥: 내 몸을 외주화하다

빛이 있으면 그림자도 있는 법. 모든 것을 데이터로 환원할 때 우리는 새로운 함정에 빠진다. 월스트리트저널의 안드레아 피터슨 기자가 맞춤형 영양 서비스를 체험하며 남긴 첫 소감은 이렇게 시작한다. 〈이번엔 정말 배를 한 대 얻어맞은 듯한 충격이었다.〉 내 몸이 아니라, 내 장이 나를 낙

제시킨 기분이었다.

　　그녀가 겪은 과정은 의료라기보다 실험실 의식에 가까웠다. 설명서는 백과사전처럼 두껍고, 키트는 굿즈처럼 예쁘다. 언박싱부터가 의식의 시작이다. 팔에는 연속혈당측정기 센서를 붙이고, 장 통과 시간을 재기 위해 파란색 쿠키를 먹고, 집에서 스스로 피를 뽑아 샘플을 포장해 UPS로 보냈다. 대변 샘플까지 포함하면 말 그대로 눈물만 빼고 다 보낸 셈이다. 개인화는 생활을 가볍게 만들어주기보다, 일상을 실험실로 바꿔놓는 쪽에 더 가깝게 보인다.

　　결과는 더 기묘했다. 평소 건강 간식이라 믿었던 통밀 크래커는 100점 만점에 30점. 반면 죄책감의 상징처럼 여겼던 다크 초콜릿은 의외로 높은 점수를 받았다. 그녀는 앱이 권하는 대로 식단 구성을 조금 바꿨다. 점수는 올라갔고, 체중도 줄었다. 하지만 동시에 잃어버린 것이 있었다. 식사의 즐거움과 주체성이었다.

　　어느 날 점심, 냉동실에서 아이스크림 샌드위치를 꺼내려다 그녀는 습관처럼 앱을 켰다. 앱은 경고했다. 〈그걸 먹으면 당신의 식사 점수는 90점에서 64점으로 곤두박질칠 겁니다.〉 그녀는 아이스크림을 내려놓고, 점수가 높은 초콜릿 한 조각으로 손해를 최소화했다. 피터슨 기자는 이를 〈식단의 게임화〉라고 불렀다.

　　식단 게임화의 무서운 점은, 정보가 아니라 규칙을 만든다는 데 있다. 우리는 어느 순간부터 〈내가 먹고 싶은 것〉이 아니라 〈점수가 허락하는 것〉을 먹기 시작한다. 이 지점에서 함정이 생긴다. 데이터가 너무 그럴듯해서, 우리의 감각과 직관을 밀어내는 방식으로 작동한다. 측정은 의미를 주기도 하지만, 동시에 의심도 습관화한다. 먹기 전에 확인부터 하게 만드는 것이다.

이런 현상은 마치 건강식품 강박증orthorexia*의 디지털 버전처럼 보인다. 내 몸이 느끼는 포만감이나 입맛보다 데이터를 더 신뢰하는 것. 감각의 주권을 알고리즘에게 외주 주는 순간, 식탁은 즐거움의 공간에서 데이터 검증의 시험장으로 변해버린다.

유익균과 유해균이라는 거짓말

피터슨 기자의 혼란은 여기서 끝나지 않았다. 앱이 제공하는 마이크로바이옴 점수에도 문제가 있었다. 조ZOE는 50가지 〈유익균〉과 50가지 〈유해균〉을 구분하여 점수를 매긴다. 하지만 캘리포니아 대학교 샌디에이고의 마이크로바이옴 연구자 롭 나이트Rob Knight 박사는 이렇게 지적한다.

〈유전적 요인, 거주지, 보유한 다른 박테리아에 따라 특정 박테리아가 어떤 사람에게는 좋을 수도 있고 다른 사람에게는 나쁠 수도 있습니다.〉

유익균과 유해균이라는 이분법 자체가 우리 몸속 생

---

* 정식 진단명이라기보다, 건강을 위한 식사가 불안과 강박으로 변하는 현상을 가리킬 때 자주 쓰인다.

태계의 복잡성을 지나치게 단순화한 것이다. 이는 비단 조 ZOE만의 문제가 아니다. 아직 국내에는 활성화가 덜 되어 있지만 미국의 경우, 바이옴Viome, 데이투DayTwo, 바이옴스Biomes 같은 수많은 스타트업이 249달러부터 시작하는 비슷한 서비스를 제공한다. 대변과 혈액을 분석하여 장 건강, 면역 건강, 스트레스 반응 점수를 주고, 맞춤형 보충제까지 판매한다.

하지만 이 분야에는 어두운 그림자가 있다. 초기 유망주였던 유바이옴uBiome은 데이터 조작 스캔들로 2019년 파산했고, 창립자들은 기소되었다. 중국의 한 과학자 그룹은 2020년 학술지에 이렇게 경고했다. 이 분야는 아직 규제가 미비한 서부 개척 시대와 같다.

〈장내 마이크로바이옴에 대해 지금까지 우리가 알고 있는 것은 여전히 빙산의 일각일 뿐이며, 이 분야에는 여전히 많은 한계, 결론 나지 않은 발견, 논쟁들이 존재합니다.〉 디지털 데이터, 게놈, AI의 의학적 활용을 연구하는 메드스케이프 주편집자이자 스크립스 연구소의 심장전문의 에릭 토폴Eric Topol 박사 역시 단호하다. 〈불행히도 지금은 모든 것이 과대포장되어 있다고 생각합니다.〉

뚱보균과 날씬이균의 진실

TV 건강 프로그램이나 프로바이오틱스 광고를 보면 〈내 몸속에 살을 찌게 만드는 뚱보균이 있다〉는 무시무시한 이야기를 듣게 된다. 이들이 즐겨 쓰는 도식은 대개 이렇다. 퍼미큐티스firmicutes가 많으면 뚱뚱해지고, 박테로이데테스bacteroidetes가 많으면 날씬해진다. 그래서 결론도 단순하다. 〈뚱보균을 줄이고 날씬이균을 늘려라.〉

이 이야기는 허공에서 떨어진 게 아니다. 2000년대 중반, 워싱턴 대학교의 제프리 고든Jeffrey Gordon 연구팀을 비롯한 초기 연구들은 비만한 개체와 날씬한 개체의 장내 미생물 구성이 다를 수 있다는 사실을 보여줬다. 연구팀은 비만 쥐의 장내 미생물을 날씬한 무균 쥐에게 이식했더니, 날씬했던 쥐가 뚱뚱해진다는 것을 발견했다. 이때 비만 쥐에게서 퍼미큐티스 비율이 높다는 점이 보고되면서, 〈퍼미큐티스=비만 세균〉이라는 등식이 탄생했다. 이 단순한 도식은 빠르게 퍼졌다. 그 틈을 놓치지 않고 마케팅이 파고들었다.

하지만 과학은 그렇게 한 줄로 요약되지 않는다. 쥐 실험 결과를 인간에게 그대로 적용하기에는 무리가 있었다. 사람을 대상으로 한 연구들이 쌓이면서, F/B 비율firmicutes/bacteroidetes ratio이 비만과 안정적으로 연결되지 않는다는 보고가 반복됐다. 어떤 사람들은 비만인데도 날씬이균이 더 많았고, 어떤 연구에서는 두 균의 비율과 비만 사이에 아무런 관련이 없다는 결과가 나왔다.

가장 치명적인 함정은 분류의 범위다. 생물학적 분류 단계인 문phylum은 너무 넓은 개념이다. 쉽게 말해 서울 시민을 〈동물계 척삭동물문〉으로 분류해 놓고, 거기서 건강을 예측하겠다는 것과 비슷하다. 더 웃긴 사실도 있다. 우리가 몸에 좋다고 챙겨 먹는 대표적 유산균인 락토바실러스lactobacillus는 바로 그 뚱보균이라 불리는 퍼미큐티스(요즘 분류명으로는 바실로타bacillota) 쪽에 속한다. 광고의 문장을 그대로 믿으면, 우리는 뚱보균을 없애려고 뚱보균인 유산균을 돈 주고 사 먹는 셈이 된다.

그렇다면 요즘 과학이 더 주목하는 건 뭘까. 특정 균의 비율보다는, 미생물 생태계 전체의 구성과 다양성 같은 더 넓은 지표다. 건강한 장은 뚱보균이 없는 장이 아니라, 수백, 수천 종의 다양한 미생물이 숲처럼 어우러진 장이다. 한 대규모 연구는 장내 미생물의 풍부도(유전자·종 다양성에 가까운 개념)가 낮은 집단에서 대사 지표가 더 나쁜 경향을 보고한 바 있다. (물론 이것도 만능열쇠는 아니다. 다양성 역시 원인이 아니라 결과일 수 있고, 식단·수면·약물·운동 같은 생활 요인이 뒤엉켜 있기 때문이다.)

〈이 알약 하나로 뚱보균을 잡는다〉는 말은, 숲을 불태우고 나무 한 그루만 심겠다는 말처럼 위험하고 공허하다.

터널 시야의 위험: 나무만 보고 숲을 태우다

더 심각한 문제는 AI가 아직 완벽하지 않다는 점이

다. 현재 대부분의 맞춤형 영양 서비스는 혈당을 핵심 지표로 삼는다. 혈당 스파이크를 막는 것이 대사 건강의 핵심인 건 맞지만, 그것이 건강의 전부는 아니다.

에릭 토폴 박사의 경험담은 이 기술의 맹점을 날카롭게 찌른다. 그가 맞춤형 식단 앱을 사용했을 때, AI는 혈당 조절에 좋은 점수를 주며 시금치와 라즈베리를 추천했다. 혈당 데이터만 보면 완벽한 추천이었다.

하지만 AI가 놓친 치명적인 정보가 있었다. 토폴 박사는 신장 결석 위험이 높은 환자였다. 시금치에 풍부한 옥살산은 신장 결석을 유발하는 대표적인 성분이다. 혈당이라는 하나의 지표에만 최적화된 AI가 자칫하면 사용자를 응급실로 보낼 뻔한 것이다. 말하자면, AI가 터널 시야tunnel vision를 가지고 있단 얘기다. 혈당이라는 나무만 바라보다가 신장이나 심장 같은 숲을 태울 수 있다.

우리는 이제 내 몸의 상태를 실시간 계기판처럼 볼 수 있는 시대를 살고 있다. 파란 머핀 하나로 장 건강을 체크하고, 팔뚝에 붙인 센서로 혈당 흐름을 읽는다. 이것은 분명 강력한 도구다. 하지만 그 도구가 나를 겨누게 해서는 안 된다.

2,500억 원의 실험, 아직 답은 없다

그렇다면 과학계는 어디까지 와 있을까? 미국 국립보건원(NIH)의 1억 8,900만 달러(약 2,500억 원) 규모 연구는 여전히 진행 중이다. 10,000명의 참가자 데이터를 수집하고 알고리즘을 개발하는 데는 수년이 걸릴 것이다.

이 연구가 얼마나 엄격한지 보자. 여기 참여하면 그냥 앱 하나 깔고 끝나는 게 아니다. 6주 동안 연구 시설에 격리되어, 감시카메라가 달린 안경을 쓰고, 스마트 화장지로 대변을 추적당하며, 하루 9번 채혈을 당한다.

미국 정부가 2,500억 원을 들여 이토록 지독하게 데이터를 모으는 이유는 하나다. 아직 답을 모르기 때문이다. 정부조차 이제 막 데이터를 모으는 단계인데, 시중의 앱들이 〈당신의 완벽한 식단〉을 안다고 확신하는 것은 어불성설일 수 있다. NIH 연구에 참여하고 있는 노스캐롤라이나 대학교의 데보라 테이트Deborah Tate 교수는 솔직하게 말한다. 〈가능성은 크지만, 데이터는 많지 않습니다. 기업들의 테스트가 실제로 사람들의 건강에 대해 무엇을 말해줄 수 있는지 불분명합니다.〉

장내 미생물 관련 데이터는 이질성이 매우 크고 증거가 많지 않다. 개인 맞춤형 영양 조언이 실제로 표준 식단 가이드라인보다 개인의 건강을 더 잘 개선할 수 있다는 증거도 아직 부족하다.

하지만 흥미로운 역설이 있다. 스탠포드 의대의 마이크로바이옴 전문가 션 스펜서Sean Spencer 박사는 이렇게 말한다. 〈식단을 게임화해서 더 건강한 습관을 갖게 된다면, 저는 그게 승리라고 생각합니다.〉

과학적 근거가 완벽하지 않더라도, 앱이 사람들에게 더 나은 선택을 하도록 유도한다면 그것만으로도 의미가 있다는 것이다. 하지만 이것은 개인화된 과학이라기보다는 〈더 나은 영양 교육〉에 가깝다. 그리고 그 교육에 수백 달러를 지불할 가치가 있는지는 여전히 의문으로 남는다.

마이크로바이옴이 개인차를 설명하는 유력한 후보로 떠올랐다. 다만 이론과 실제 사이엔 아직 간격이 있다. 그렇다면 우리가 오랫동안 〈생명의 설계도〉라고 믿어왔던 유전자(DNA)는 어떨까? 타고난 유전자가 내 식단과 운명을 결정한다는 믿음, 과연 그것은 과학일까 미신일까? 다음 장에서 그 오래된 믿음의 실체를 파헤쳐 보자.

02
알고리즘이 추천하는
알약 한 알

맞춤형 영양제 서비스는
정말 효율적인가

2003년, 인류는 〈신의 언어〉를 해독했다고 선언했다. 인간 게놈 프로젝트Human Genome Project가 완료된 것이다. 과학자들은 30억 쌍에 달하는 DNA 염기서열을 모두 밝혀내면, 질병을 정복하고 각자에게 완벽하게 맞는 사용 설명서를 손에 쥘 것이라 믿었다. 영양학도 흥분했다. 〈이제 침 한 방울이면 당신이 무엇을 먹어야 할지 알려줄 수 있다.〉 마침내 영양유전체학의 시대가 열린 듯했다.

그로부터 20년이 지났다. 우리는 지금 완벽한 식단표를 손에 쥐고 있는가. 아니면 여전히 무엇을 먹을지 고민하며 배달 앱을 켜고 있는가. 게놈은 해독됐지만, 식탁은 여전히 미궁이다. 이 간극에서 산업이 태어났다. 〈유전자가 답이다〉라는 문장만큼 사람을 설득하는 카피도 드물기 때문이다. 원 사이즈가 모두에게 맞지 않는다는 피로감, 공통 가이드라인에 지친 마음을 유전자는 한 방에 달래준다. 남의 조언이 아니라 내 설계도처럼 들리니까.

하지만 이 지점이 문제의 핵심이다. 유전자는 분명 유용하지만, 우리가 기대하는 방식으로는 잘 작동하지 않는다. 식단의 정답지가 아니라, 오해를 부르는 〈그럴듯한 숫자〉가 되기 쉽다.

MBTI 대신 몸BTI 시대?

2010년대 중반, 실리콘밸리에는 해빗Habit과 같은 유전자 기반 영양 스타트업들이 우후죽순 생겨났다. 그들의 제안은 매혹적이었다. 〈당신의 DNA에 맞춰 설계된 식단을 집으로 배달해 드립니다.〉 사람들은 기꺼이 지갑을 열었다. 하지만 그 과정은 생각보다 험난했다.

체험기를 보면 대개 이런 순서로 흘러간다. 우선 오래 굶는다. 그리고 챌린지 쉐이크 같은 표준화된 음료를 마신다. 경우에 따라 이 쉐이크는 950칼로리, 설탕 75그램, 포화지방이 하루 권장량을 넘는 수준일 수도 있다. 의도는 명확하다. 몸에 일부러 극단적인 부하를 걸어 대사 반응을 끌어내겠다는 것이다. 문제는 그걸 맞춤 영양이라 부르기엔 과정이 너무 거칠고, 사용자 경험이 너무 괴상하다는 점이다. 맞춤 영양이라기보다, 극단을 던져놓고 반응을 읽는 스트레스 테스트에 가깝다.

고통은 거기서 끝이 아니다. 식후 반응을 보기 위해 스스로 손가락을 찔러 피를 뽑아야 한다. 식탁 위에는 알코올 솜과 밴드, 핏자국이 남는다. 그렇게 얻어낸 DNA와 혈액 데이터를 보내고 나면 몇 주 뒤, 결과지를 받는다. 검사 결과는 사람들을 몇 가지 유형으로 분류한다. 가령 내가 식물 추구자plant seeker라면 채소와 저지방 식품이 최적의 선택이며 탄수화물 섭취에 있어서는 비교적 유연해도 된다는 뜻이다. 반면에 다양성 추구자range seeker라면 탄수화물, 지방, 단백질을 골고루 먹으면 된다.

이런 현상은 비단 미국만의 일이 아니다. 한국에서도 DTC(Direct To Consumer, 소비자 직접 의뢰) 유전자 검사 시장이 열리면서 비슷한 풍경이 벌어지고 있다. 2016년부터 관련 법 체계 안에서 DTC 유전자 검사가 도입됐고, 이후 허용 항목도 단계적으로 확대됐다.

초기에는 탈모나 피부 노화 정도를 알려주던 검사가 이제는 식습관, 비만 가능성, 심지어 와인 선호도까지 예측해준다며 광고한다. 마치 혈액형이나 MBTI 검사처럼, 자신의 유전자 유형을 확인하고 공유하라는 것이다. 〈MBTI? 이젠 몸BTI 시대〉라는 메시지를 던진다. 이 같은 홍보가 성공한다면 우리는 식탁에서 〈나는 탄수화물 대사가 낮은 유형이라 밥을 줄여야 한다〉, 〈나는 유전적으로 짠맛 민감도가 높아서 국물을 피해야 한다〉는 대화를 나누게 될지도 모른다.

실제로 유전자 검사 결과는 각각의 영양소에 대한 다양한 점수와 설명을 제시한다. 내 경우 유전적 칼슘 농도는 98점으로 안심 등급이지만 오메가3 지방산 농도는 36점으로 주의가 필요하다. 불리한 영향을 주는 유전인자 22개 중 11개를 가지고 있어서 한국인 평균 8.2개보다 많은 편이라는 상세한 설명도 붙는다. 그렇다면 나는 오메가3 보충제를 먹어야 하지 않을까?

하지만 구매 결정을 내리기 전에 주의해야 할 점이 있다. 여기에는 소비자들이 잘 모르는, 그리고 업체들이 굳이 크게 말하지 않는 결정적인 과학적 맹점이 숨어 있기 때문이다.

갖고 있는 것과 쓰이는 것은 다르다

유전자 검사는 내가 특정 유전자 변이를 〈가지고 있다(유전자형)〉는 사실을 말해줄 뿐, 그것이 지금 내 몸에서 실제로 〈어떤 상태로 나타나고 있는지(표현형)〉까지 보장하진 않는다.

비유하자면 도서관에 있는 책과 같다. 당신의 서재 (DNA)에 〈비만〉이라는 책이 꽂혀 있다고 가정해보자. 유전자 검사는 〈서재에 비만이라는 책이 있습니다〉라고 알려준다. 하지만 당신이 그 책을 꺼내서 읽지 않는다면, 그 책은 아무런 영향력을 발휘하지 못한다. 이때 책을 꺼내는 그 손이 바로 음식, 수면, 스트레스, 운동, 약물, 생활 리듬과 같은

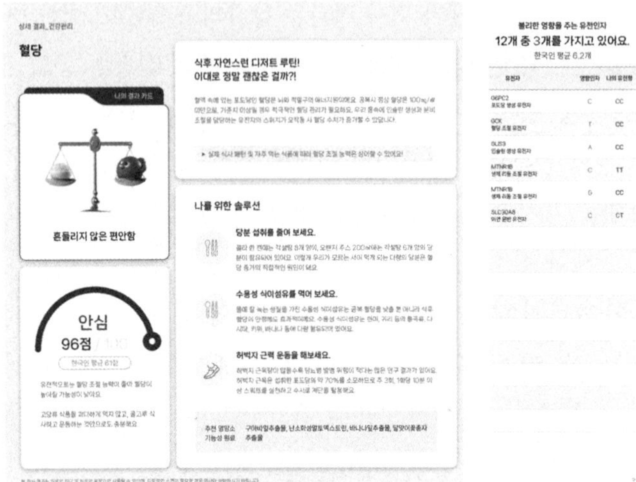

저자가 직접 체험해본 유전자 검사 결과 예시

환경이다.

유전자가 실제로 〈어떤 방식으로〉 나타나는지는 환경에 의해 달라질 수 있다. 이를 설명하는 개념이 후생유전학epigenetics이다. 흔히 후생유전학을 〈유전자를 바꾼다〉는 식으로 과장하지만 DNA 자체가 바뀐다는 얘기는 아니다. 핵심은 같은 악보(유전 정보)라도 어떻게 연주하느냐(발현/표현)가 달라질 수 있다는 것이다. 유전자 스위치를 매일 만지는 건 결국 생활 환경이다.

예를 들어 비만 위험 유전자인 FTO 변이를 가진 사람이라도, 활동량이 많고 건강하게 식사하면 그 유전자의 영향이 약해질 수 있다. 반대로 비만 유전자가 없는 사람이라도 매일 야식을 먹고 운동하지 않으면 살이 찐다. 유전자 검사 결과지에 〈비만 위험도 높음〉이라고 찍혀 있어도, 지금 내 몸 상태가 실제로 그러한지는 검사 키트가 알 수 없다. 그것은 오직 현재의 나만이 안다.

수많은 기업이 〈유전자에 답이 있다〉고 외칠 때, 과학계는 검증에 들어갔다. 그리고 1장에서 소개한 프리딕트 연구는 이 환상에 중요한 브레이크를 건다. 이 연구는 〈유전 변이가 식후 반응에 영향을 주긴 하지만, 그 설명력은 생각보다 작다〉는 결론을 또렷하게 보여준다. 실제로 논문에서는 유전 변이가 식후 반응 예측에 기여하긴 했지만, 그 기여도가 혈당 9.5%, 중성지방 0.8%에 그쳤다고 정리한다.

요컨대, 내 몸이 빵이나 피자에 어떻게 반응할지를 결정하는 요인의 큰 부분은 DNA 밖에 있다. 내가 언제 잤는지(수면), 얼마나 움직였는지(활동), 무엇을 반복해서 먹었는지(습관), 그리고 내 장 속의 생태계(마이크로바이옴) 같은 환경이 훨씬 큰 목소리를 낸다.

정리하자면, 유전자는 운명이 아니라 경향이며, 대개의 경우 정답이 아니라 민감도를 남긴다.

DNA 검사의 진짜 쓸모

유전자 검사의 또 다른 한계는, 우리가 실제로 궁금해하는 대부분의 특성이 다인자 형질이라는 점이다. 키, 체중, 탈모, 콜레스테롤, 식욕, 성격까지—대개는 한두 개 유전자가 아니라 수십·수백·수천 개 변이가 조금씩 얽혀 있다. 게다가 그 유전적 영향은 환경과 계속 섞여 변한다. 그래서 〈당신은 ○○형 인간이니 이렇게 드세요〉 같은 결론은, 과학이라기보다 성격검사처럼 포장된 확률에 가까워지기 쉽다.

그렇다면 유전자 검사는 돈 낭비일까? 반드시 그렇지는 않다. 유전이 진짜로 식이 처방과 일대일로 강하게 연결되는 예외가 있다. 대표적으로 페닐케톤뇨증(PKU)처럼 특정 대사 경로가 단일 유전자 수준에서 크게 막히는 질환에서는, 식이 처방이 거의 곧 치료다.

유전자 검사가 복잡한 질병이나 다이어트의 정답은 못 알려줘도, 내 몸의 고유한 특성을 파악하는 데는 유용할 수도 있다. 유전자가 전체 식단을 결정하진 못하지만, 단일 유전자에 의해 좌우되는 특정 대사 능력은 꽤 정확하게 알려주기 때문이다. 말하자면 유전자가 〈인생의 지도〉는 아니지만, 내 몸 사용 설명서의 〈유용한 각주〉 역할은 할 수 있다.

1. 커피와 잠 못 이루는 밤(예: CYP1A2)

카페인을 빨리 처리하는 편인지, 상대적으로 느린 편인지에 대한 유전적 차이는 연구 결과가 많은 편이다. 카페인을 분해하는 속도는 CYP1A2라는 유전자에 의해 크게 좌우된다. 〈나는 커피를 마시면 잠이 깨는가?〉가 아니라 〈나는 커피를 마시면 잠이 깨서 망가지는가〉의 문제에서 유용할 수 있다는 얘기다.

검사 결과 내가 느린 대사자라면, 오후 2시 이후에는 커피를 피하는 것이 수면과 심장 건강에 도움이 될 수 있다. 남들이 저녁에 에스프레소를 마시고도 잘 잔다고 부러워할 필요 없다. 커피가 건강에 좋다는데 못 마신다며 아쉬워할 필요도 없다. 수면이 무너지면 체중·식욕·기분이 연쇄적으로 흔들린다. 이것은 의지의 문제가 아니라, 바꿀 수 없는 효소의 대사 속도 문제다.

2. 술 한 잔에 붉어지는 얼굴(ALDH2)

술을 한 잔만 마셔도 얼굴이 빨개지는 아시안 플러시 asian flush는 ALDH2 유전자 변이 때문이다. 알코올의 독성 부산물인 아세트알데히드를 분해하는 능력이 떨어지는 것이다.

이 경우는 경고문에 가깝다. 이 유전자를 가진 사람이 억지로 술을 마시는 습관을 들이면 식도암 발병 위험이 크게 높아진다. 훈련으로 이겨낼 수 있는 영역이 아니다. 이것은 타협할 수 없는 유전적 경고다. 몸이 〈그만하라〉고 신호를 보낼 때는 겸손히 귀 기울이는 게 현명하다.

3. 우유와 유당불내증(LCT)

성인이 되면서 유당 분해 능력이 줄어드는 건 자연스러운 현상이다. 전 세계 인구의 약 65%는 성인이 되면 우유 속 유당을 소화하는 효소(락타아제)가 줄어든다. LCT 유전자 변이를 확인하면 내가 라떼를 마셨을 때 배가 아픈 이유가 단순히 기분 탓인지, 유전적 원인인지 좀 더 명확히 알 수 있다.

유전자 검사는 전체 식단을 뜯어고치는 혁명적 도구라기보다, 기호식품(커피, 술, 우유)을 선택할 때 나를 지키는 방어적 도구로 쓸 때 가장 빛난다. 〈나는 카페인 대사가 느리니 오후 늦게는 커피를 마시지 말자〉, 〈나는 알코올 분해 효소가 없으니 술자리는 피하자〉 같은 구체적이고 실천적인 전략을 세울 수 있다. 전체 식단을 유전자에 맞출 필요는 없지만, 커피, 술, 우유 같은 기호식품을 선택할 때는 어느 정도 판단 근거가 될 수 있다. 아직까지 과학이 보장할 수 있는 유전자 맞춤 영양의 현주소는 이 정도이다.

운명론에서 벗어나기

문제는 유전 정보를 핑계나 공포로 받아들일 때 생긴다. 유전 검사 리포트는 종종 사람을 유형으로 만든다. 〈당신은 ○○형 인간〉이라는 라벨은 조언을 넘어 운명적 서사가 된다.

〈나는 비만 유전자가 있어서 물만 먹어도 살이 쪄.〉(핑계)

〈나는 위험군이니까 이건 절대 먹으면 안 돼.〉(공포)

둘 다 위험하다. 첫 번째는 실천을 죽이고, 두 번째는 삶을 좁힌다. 더 나쁜 건 식탁이 분열되는 순간이다. 개인화가 극단으로 가면 가족 식탁은 각자 다른 접시로 흘러간다. 누군가는 탄수화물형이라 밥을 빼고, 누군가는 지방형이라 고기를 빼고, 누군가는 염분형이라 국물을 뺀다.

건강을 위해 시작했는데, 결과는 따로 먹는 사람들이다. 여기 100세 할머니가 있다. 생일 파티, 브리지 클럽, 정해진 저녁 식사 약속, 그리고 하루 세 번 양로원 복도에서 이웃들을 픽업해 보행기를 끌고 식당으로 데려가는 활기찬 사회생활이 할머니의 장수 비결이었다. 할머니는 손자가 아이폰에 얼굴을 파묻은 채 샐러드를 씹고 있거나, 방금 다 먹은 저혈당 간식바를 핑계로 아침 식사 제안을 거절할 때마다 말씀하신다.

「나는 언제든 케이크와 우정을 선택할 거란다.」

이것이 유전자 검사가 놓치는 가장 큰 진실이다. 무엇을 먹느냐보다 중요한 것은 누구와 먹느냐다. 행복을 예측하는 가장 강력한 변수는 영양소 비율이 아니라 사회적 유대감이다. 그리고 그것은 장수를 예측하는 가장 강력한 변수 중 하나이기도 하다. 건강에는 음식의 성분만큼이나, 함께 먹는 리듬과 관계도 중요하다. 데이터가 나를 돕는 도구가 되어야지, 나를 고립시키는 규칙이 되면 곤란하다.

게놈은 해독됐지만, 식탁은 아직 끝나지 않았다. 유전 검사는 내 몸을 이해하는 데 약간의 도움이 될 수 있다. 하지만 그 도움은 〈다이어트의 정답〉이 아니라 〈생활의 약점과 민감도〉를 알려주는 것에 그친다. 호주 뉴캐슬 대학의 분자 영양학자 엠마 베켓Emma Beckett 박사는 이렇게 말한다. 〈우리는 아직 퍼즐 조각을 충분히 가지고 있지 않다. 맞춤형 영양으로 눈을 돌리기 전에, 이미 잘 알려진 기본부터 지켜야 한다.〉

결론에는 변함이 없다. 통곡물을 먹고, 채소를 늘리고, 과식을 줄이고, 충분히 자고, 움직이는 것. 이 기본 수칙은 유전자 검사 결과와 상관없이 누구에게나 정답이다. 검사 키트에 침을 뱉고 결과를 기다리는 동안, 차라리 산책을 한 번 더 하고 브로콜리를 먹는 것이 내 유전자를 더 건강하게 작동시키는 방법이다.

기술은 눈부시게 발전했다. 우리는 타액으로 조상의 뿌리까지 찾고, 파란색 똥으로 장 건강을 보고, 팔뚝의 센서로 혈당을 읽으며, 앱으로 식단에 점수를 매긴다. 하지만 이 모든 데이터가 가리키는 결론은 역설적이게도 하나다.

〈특별한 비법은 없다. 기본으로 돌아가라.〉

그렇다면 이제 마지막 질문이 남는다. AI도, 유전자도 정답을 주지 못한다면, 우리는 도대체 무엇을 기준으로 먹고 살아야 하는가? 다음 장에서는 이 데이터의 홍수 속에서 중심을 잡는 방법—가장 오래되었지만 가장 확실한 원칙—으로 넘어가 보자.

03
정재훈 약사가 제안하는
〈지속 가능한 식생활 철학〉
성분을 넘어 〈먹는 행위〉의 본질 회복

젊음을 되돌려주겠다는 말은 가장 강력한 마케팅이다. 노화와 죽음에 대한 공포를 동시에 건드리기 때문이다. 실리콘밸리의 억만장자 브라이언 존슨은 자신의 몸을 콘텐츠로 만들고, 하버드 유전학자 데이비드 싱클레어는 학계의 권위를 슬로건으로 바꿨다.

하지만 화려한 약속과 달리, 진짜 과학은 느리고 지루하다. 대조군, 표본, 장기 추적, 독립적 검증이 필요하기 때문이다. 가장 확실한 해답은 이미 검증된 일상이다. 운동, 식사, 수면, 스트레스 관리. 그리고 무엇보다, 데이터보다 사람을 먼저 챙기는 지속 가능한 식탁.

싱클레어의 사례는 〈권위가 어떻게 상업이 되는가〉를 보여주는 교과서다. 그는 적포도주 성분 레스베라트롤을 기반으로 항노화 약물을 개발한다며 회사를 세웠고, 그 회사는 거대 제약사 GSK에 큰돈을 받고 인수되었다. 이후 임상과 사업은 기대만큼 흘러가지 못했고, 안전성 문제 등으로 회사는 문을 닫았다. 그럼에도 〈나는 여전히 레스베라트롤을 먹는다〉는 싱클레어의 고백은 대중에게 이상한 신호를 준다. 과학은 결과로 말해야 하는데, 이 세계에서는 믿음이 결과를 대신한다. 성과가 아니라 서사가 남는다.

존슨은 방향이 다르다. 그는 학술지 대신 SNS를 무대로 삼고, 논문 대신 루틴을 판다. 수십 가지 개입을 동시에 실행하고, 그걸 데이터와 영상으로 포장한다. 문제는 그 데이터가 아무리 많아도 과학이 되지 않는다는 점이다. 비교 대상이 없고, 무엇이 효과였는지 분리할 수 없고, 같은 방식으로 따라 했을 때 같은 결과가 나온다는 보장도 없다. 그럴듯한 숫자는 쌓이지만 지식은 늘지 않는다. 〈내가 이렇게 했더니 좋아졌다〉는 말은 설득력 있어 보이지만, 건강 분야에서 그 말만큼 위험한 것도 없다.

이들이 파는 건 통제감이다. 노화라는 거대한 불안을, 버튼 몇 개 눌러 해결할 수 있다는 환상을 준다. 하지만 건강은 버튼이 아니라 습관이고, 습관은 실험실이 아니라 일상에서 만들어진다. 나는 이 책의 마지막에서 결론을 화려하게 만들 생각이 없다. 기적을 약속하는 조언은 이미 너무 많다. 내가 제안하고 싶은 것은 정반대다. 덜 극단적으로, 더 오래 가는 방식. 데이터보다 직관을, 공포보다 즐거움을,

영양소보다 사람을 먼저 챙기는 〈지속 가능한 식생활〉이다.

질문을 바꾸자. 삶에 더 중요한 것은 〈무엇을 먹을까?〉가 아니라 〈어떻게 먹고 살아갈까?〉다. 그 첫 장면은 거창하지 않다. 유행하는 식단의 이름표부터 떼어내는 것, 그리고 식탁을 다시 〈사람이 있는 장소〉로 되돌리는 것이다.

세련된 편식, 그리고 식탁의 고립

우리는 아이들에게 〈골고루 먹으라〉고 가르친다. 하지만 정작 어른이 되고 나서는 누구보다 심하게 편식을 한다. 이름만 세련되게 바꿨을 뿐이다. 저탄고지(키토제닉), 원 푸드 다이어트, 카니보어(육식주의), 글루텐 프리… 유행하는 식단들은 대부분 극단적인 배제를 미덕으로 삼는다.

탄수화물을 끊으면 살이 빠진다. 고기만 먹어도 살이 빠진다. 이유는 간단하다. 먹을 수 있는 음식의 종류를 제한하면, 자연스럽게 총 섭취 칼로리가 줄어들기 때문이다. 이것은 대사적 마법이 아니라 간단한 산수다.

여기서 중요한 건 〈이 식단이 내 체질에 맞아서〉가 아니라 〈선택지가 줄어서〉라는 점이다. 선택지가 줄어들면 고민이 줄고, 고민이 줄면 과식이 줄고, 과식이 줄면 체중이 줄 수 있다. 그런데 우리는 그 결과를 보고 원인까지 과대평가한다. 이게 유행이 굴러가는 방식이다.

하지만 이런 식단에는 치명적인 약점이 있다. 환경 면에서나 건강 면에서나 지속이 어렵다는 것이다. 누구나 고기만 먹는다면 식량 시스템의 온실가스 배출과 토지 부담은 지금과 비교가 안 될 만큼 커질 것이다. 그리고 우리 몸은 항상성을 유지하려 한다. 칼로리 섭취를 크게 줄이거나 체중이 빠지면 몸은 이를 에너지 결핍으로 인식하고, 에너지 소비를 낮추는 방향으로 적응하며 배고픔 신호도 강해질 수 있다. 이럴 때 나타나는 요요 현상은 단순히 의지의 문제가 아니라, 체중을 방어하려는 생리적 반작용이 섞여 나타나는 결과다.

인간의 몸은 강력한 항상성을 가졌기에, 의지만으로 버티는 식단 조절은 실패하기 쉽다. 위고비 같은 약물은 이 생리적 반작용을 부분적으로 잠재우는 도구지만, 그것이 곧 식단과 환경에 대한 고민을 생략해도 좋다는 면죄부는 아니다. 기술(약물)의 도움을 받더라도, 우리 삶의 방식은 지속 가능한 궤도 위에 있어야 한다.

몸은 계산기를 이기려고 만든 생물학이 아니다. 우리가 다이어트를 〈승부〉로 만들면, 몸은 〈생존〉으로 대응한다. 우리가 가끔 승부에서 이겨도, 몸은 생존을 절대 포기하지 않는다.

게다가 이런 〈세련된 편식〉은 사회적 고립을 부른다. 친구들과 파스타를 먹으러 가서 면을 남기고 소스만 핥아먹거나, 회식 자리에서 삼겹살 비계만 골라 먹는 삶을 상상해 보자. 유별난 사람 취급받는 스트레스는 덤이다.

자문해보라. 〈내일도, 1년 뒤에도, 10년 뒤에도 이렇게 먹을 수 있는가?〉 이 질문에 〈예〉라고 답할 수 없다면, 그 식단은 당신을 위한 것이 아니다. 건강은 반짝하고 끝나는 이벤트가 아니라, 죽을 때까지 이어지는 일상이어야 한다.

하지만 사람은 복잡한 현실 대신, 명쾌한 〈단 하나의 원인〉을 찾아내고 싶어 한다. 요즘 그 표적이 된 것이 가공식품, 그중에서도 초가공식품이다.

제한 다이어트를 경계하라

단 하나의 원인을 찾으려는 환원주의는 이제 가공식품에 초점을 맞추고 있다. 초가공식품이 정말 만악의 근원일까? 뉴스를 보면 그런 것만 같다.

2024년 9월, 학술지 『란셋The Lancet』에는 하버드 공중보건대 연구팀이 미국 성인 20만 명 이상을 최대 30년 추적한 결과가 실렸다. 초가공식품을 가장 많이 먹는 집단은 가장 적게 먹는 집단에 비해 심혈관 질환 위험이 11%, 관상동맥질환 위험이 16% 높게 나타났다.

하지만 이런 연구에는 약점이 있다. 첫째, 음식 섭취 자료가 설문에 의존한다. 사람은 자기가 무엇을 얼마나 먹었는지 생각보다 잘 기억하지 못한다. 둘째, 관찰 연구이므로 인과관계를 단정할 수 없다. 초가공식품이 원인인지, 초가공식품을 많이 먹게 만드는 생활환경과 다른 습관이 원인인지 분리하기 어렵다.

게다가 초가공식품의 기준 자체가 애매하다. 2009년

브라질 상파울루대 연구자들이 제안한 NOVA 분류는 식품을 가공 정도에 따라 네 단계로 나눈다. 문제는 경계가 흐릿하다는 점이다. 플레인 요거트는 괜찮다가 설탕이나 잼이 들어가면 갑자기 초가공식품이 된다. 두부도 첨가물의 가짓수에 따라 등급이 달라질 수 있다.

이런 분류 변화가 곧바로 건강 위험의 질적 변화를 뜻한다고 보긴 어렵다. 실제로 앞서 연구에서도 초가공식품을 한 덩어리로 묶어 놓고 보면 이야기가 복잡해진다. 위험을 끌어올린 범주는 제한적이었다. 당분 음료와 가공육 같은, 이미 오래전부터 〈적게 먹자〉는 합의가 있던 것들이다.

영양 성분과 무관하게 가공 수준 자체가 해롭다는 것이 초가공식품 가설이라면, 분류의 불안정성은 치명적 오류로 이끌 수 있다. 감자칩과 콜라는 직관적으로 이해되지만, 유기농 사우어크라우트나 바로 먹는 콩도 분류상 초가공식품이 될 수 있다. 에너지 밀도 역시 초가공식품만의 전유물이 아니다.

마이클 폴란의 유명한 조언, 〈당신의 증조할머니가 음식으로 보지 않는 건 먹지 마라〉는 그럴듯하지만 위험하다. 〈성분 하나로 먹어라〉는 환원주의를 〈성분 하나로 먹지 마라〉로 뒤집어 말한 것에 가깝다. 가공식품을 전부 피하라는 처방은 비현실적이고, 영양적으로도 꼭 유리하지 않다. 가공식품도 잘 고르면 양질의 식사가 된다.

초가공식품의 진짜 문제를 하나만 고른다면 이거다.

맛있고, 저렴하고, 편리해서 〈많이 먹게〉 만든다. 2019년 미국 NIH 연구에서도 초가공식품 식단을 준 기간에 참가자들이 평균적으로 더 많은 칼로리를 먹었고 체중이 늘었다.

가공 여부보다 건강에 더 중요한 건 〈양〉이다. 건강한 식사에 대한 답은 우리가 어릴 때부터 듣던 그대로다. 골고루, 적당히. 그리고 현대인에게 그 〈적당히〉는 대개 과식이 아니라 소식이다.

내 몸의 일타 강사는 나 자신이다

대한민국의 교육열은 세계적이다. 부모들은 아이들에게 〈학원에만 의존하지 말고 자기주도 학습을 하라〉고 강조한다. 스스로 생각하고 공부하는 힘을 길러야 진짜 실력이 된다는 걸 알기 때문이다.

그런데 몸 앞에 서면 풍경이 뒤집힌다. 정작 그 부모들은 자신의 건강 문제 앞에서 철저하게 의존형 인간이 된다. TV 건강 프로그램의 「쇼닥터」가 〈이게 좋다〉고 하면 다음 날 마트의 진열대가 횅해진다. 인플루언서가 〈저 영양제가 필수〉라고 하면 직구를 해서라도 챙겨 먹는다. AI가 〈당신은 30점짜리 식사를 했다〉고 하면 멀쩡히 먹던 밥상을 갑자기 불안하게 바라본다. 내 몸의 주권을 남에게, 혹은 데이터에게 외주로 주는 셈이다.

진정한 건강은 〈자기주도형〉이어야 한다. 우리 몸은 생각보다 똑똑하고, 끊임없이 신호를 보낸다. 속이 더부룩하다면 글루텐 프리나 유산균부터 찾기 전에, 어제 과식했는지, 너무 빨리 먹었는지, 스트레스를 받으며 먹었는지부터 돌아보자. 자꾸 당이 땡긴다면 혈당 스파이크를 두려워하기 전에, 점심을 제대로 먹었는지, 지난 밤 과음했는지부터 체크하자. 피곤하다면 고함량 비타민 B 복합제를 털어넣기 전에, 어제 몇 시에 잤는지, 최근 무리했는지부터 확인하는 편이 낫다.

내 몸이 보내는 신호—소화, 수면, 배변, 활력—는 그 어떤 유전자 검사나 최신 AI 알고리즘보다 즉각적이고 현실적인 데이터다. 영양제나 진단 키트는 내 판단을 돕는 참고서일 뿐, 정답을 알려주는 답안지가 아니다. 내 몸을 가장 잘 아는 일타 강사는 결국 나 자신이어야 한다. 우리에게 필요한 것은 신체 문해력이다.

남들이 좋다는 걸 따라 먹는 유행은 언젠가는 사그라들기 마련이다. 한때 저속노화 열풍으로 〈건강빵〉 라벨을 붙인 제품이 쏟아져 나왔다. 하지만 이들 제품은 기존 빵과 영양 구성이 극적으로 다르지 않은 경우가 많다. 단백질, 당류, 포화지방, 나트륨, 총 열량에서 별 차이가 없다. 빵이나 밥을 〈건강〉 라벨로 바꾼다고 노화를 늦출 수 있는 건 아니다. 건강 트렌드가 소비 트렌드가 되어서는 곤란하다.

그렇다고 자기주도형 건강이 〈혼자 다 하라〉는 뜻은 아니다. 전문가의 조언도, 데이터도, 검진 결과도 얼마든지 참고할 수 있다. 다만 남이 대신 결정해 주는 건강에서, 내가 납득하고 선택하는 건강으로 넘어가자는 것이다. 마지막 버튼을 결국 내가 눌러야 한다. 그래야 오래 간다.

연구 결과 하나에 흔들리지 말자

〈됐고, 너는 뭐 먹냐〉고 묻는 친구들도 있다. 사실 나는 영양제를 이것저것 시험해보는 걸 좋아한다. 2023년에는 타우린 1킬로그램 대용량을 여덟 통이나 직구했다. 그해 권위 있는 학술지 『사이언스Science』에 〈타우린이 노화와 관련 있다〉는 연구가 실리며 떠들썩했기 때문이다.

사람과 원숭이에서 나이가 들수록 타우린이 크게 줄고, 타우린 수치가 낮을수록 비만·고혈압·염증과 연관된다는 대목은 솔깃했다. 생쥐에게 타우린을 먹였더니 근력이 좋아지고 수명이 늘었다는 결과는 더 그랬다. 나는 헬스장에 갈 때마다 타우린을 물에 타 마셨다.

그런데 2025년에는 정반대 결의 논문이 같은 학술지에 실렸다. 타우린은 개인차가 너무 크고, 나이가 들어도 일관되게 떨어지지 않아서 〈노화의 바이오마커〉로 보기 어렵다는 이야기였다. 원래 높던 사람은 계속 높고, 원래 낮던 사람은 계속 낮을 뿐이라는 결론이다.

내 집에는 아직 뜯지 않은 타우린 통이 몇 개 남아 있다. 〈쥐에서 됐대〉가 〈사람도 되겠지〉로 자동 번역되는 순간, 과학이 아니라 희망이 소비를 결정한다. 그걸 알면서도 나는 그 함정에 빠졌다.

물론 이야기가 완전히 끝난 건 아니다. 사람 대상으로 효과를 확인하려는 임상시험이 준비 중이다. 다만 내 개인적 기대는 접었다. 남은 타우린을 언제 다 먹을지나 걱정해야겠다.

요즘은 논문 한 편을 들고 〈숨은 건강 비밀〉을 파는 구루가 넘친다. 하지만 단편적 연구 하나로 식단을 뒤엎는다고 건강이 확 바뀌진 않는다. 대개 확실히 바뀌는 건 하나다. 그들의 지갑은 두툼해지고, 내 지갑은 얇아진다.

영양소를 넘어 영양으로

영양 지식은 분명 도움이 된다. 탄수화물이 독은 아니지만 탄수화물과 지방 위주로만 먹으면 포만감이 오래가지 않아 금방 배가 고프다. 단백질 과잉은 경계해야 하지만 부족해도 문제다. 라면에는 찬밥을 말아 먹는 것보다 달걀을 곁들이는 게 낫다는 정도는 알아두면 쓸모가 있다.

문제는 우리가 너무 오래 〈영양주의〉에 갇혀 살았다는 점이다. 음식을 음식으로 보지 않고, 탄수화물·단백질·비타민 같은 성분의 합으로만 보는 시각이다. 사과를 먹는 게 아니라 퀘르세틴과 펙틴을 먹고, 고등어를 먹는 게 아니라 오메가3를 먹는다고 착각한다. 〈이건 비타민 C니까 마셔라〉 같은 1950년대 플로리다 오렌지 주스 광고는 마케팅이 얼마나 오래 전부터 이런 사고방식을 부추겨 왔는지 잘 보여준다.

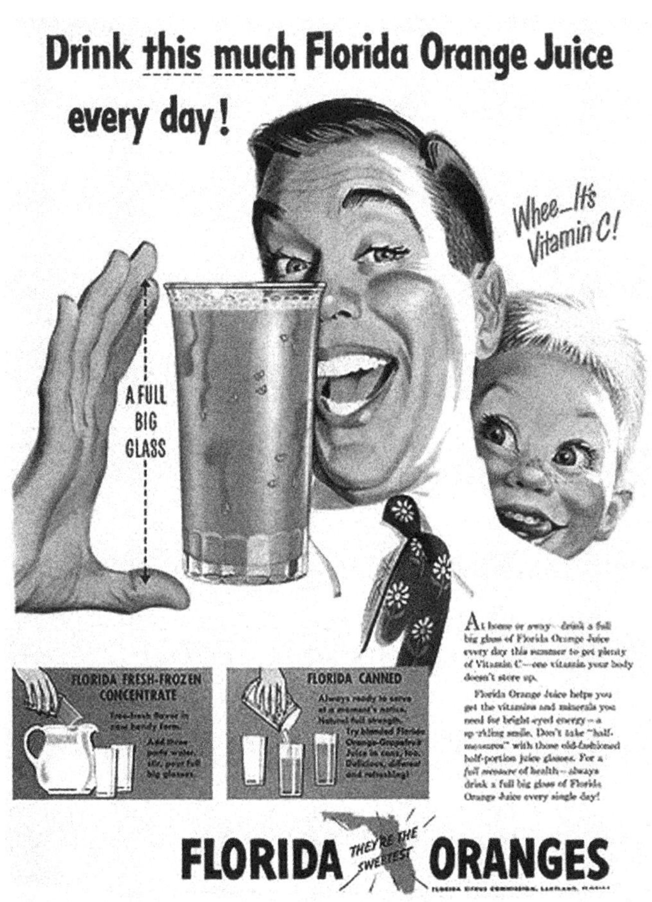

1950년대 미국 오렌지 주스 광고

물론 성분 보충이 도움이 될 때도 있다. 특정 상황에 선 보충제가 이득을 보였다는 임상 결과도 있다. 하지만 지금까지의 큰 그림은 이렇다. 〈무엇을 캡슐로 더했는가〉보다,

〈무엇을 식탁에서 꾸준히 먹는가〉가 건강에 더 중요하다.

영양소nutrition에만 매달리다 영양nourishment을 잊고 살면 곤란하다. 영양소는 몸을 구성하는 재료지만, 영양은 몸과 마음을 채우는 총체적 행위다.

가족과 눈을 맞추며 먹는 된장찌개는 혼자 골방에서 삼키는 최고급 영양제보다 우리를 더 건강하게 만들 수 있다. 식사는 칼로리 섭취만이 아니라, 스트레스를 낮추고 하루의 리듬을 만들고, 관계를 확인하는 의례이기도 하다.

좋은 사람들과 함께 식사하는 즐거움이야말로 현대인에게 가장 결핍된 필수 영양소, 비타민 S(social)다. 외로움이 건강에 미치는 타격은 생각보다 크다. 하루 담배 15개비만큼이나 건강에 해롭다는 연구 결과도 있다. 고립된 채 완벽한 식단을 먹는 것보다, 조금 헐거워도 함께 먹는 것이 낫다.

식탁 위의 평화를 위하여

책을 마치며, 다시 처음의 질문으로 돌아간다. 〈그래서 무엇을 먹어야 합니까?〉

이 책을 통해 우리는 탄수화물과 지방의 누명을 벗겼고, 비타민의 한계를 알았으며, 영양제 산업의 민낯을 보았다. 커피와 마늘의 진실을 마주했고, 최신 기술의 허와 실도 따져봤다. 이 모든 여정의 끝에서, 약사이자 식생활 탐구자로서 내가 제시하는 결론은 단순하다.

첫째, 두려움 없이 먹어라. 공포 마케팅에 속지 마라. 미디어는 관심을 끌기 위해 음식을 악마화하지만, 음식은 독이 아니다. 적당히 먹는다면 세상에 나쁜 음식은 없다.

둘째, 영양제는 구원이 아니라 도구다. 부족함을 채우는 방편일 뿐, 삶을 구원하는 마법이 아니다. 약은 외로워야 하고, 영양제는 최소한이어야 한다. 남들이 좋다는 것보다 나에게 필요한 것이 무엇인지 확인하라.

셋째, 최고의 식단은 관계다. 함께, 즐겁게 먹어라. 데이터를 끄고 사람을 보라. 스마트폰을 내려놓고 앞사람의 눈을 보라. 가장 좋은 식단은 사랑하는 사람들과 함께 웃으며 먹는 밥상이다.

과학은 차갑지만, 식탁은 따뜻한 게 좋다. 우리의 식탁이 불안과 강박 대신, 맛있는 음식과 다정한 대화로 채워지기를 바란다. 그리하여 우리의 몸과 마음이, 진정으로 평안하기를.

정재훈

서울대학교 약학대학을 졸업했다. KBS 「아침마당」, tvN 「어쩌다 어른」,
유튜브 「매불쇼」 등에 출연했으며, 조선일보·중앙일보·약업신문 등
여러 매체에서 칼럼을 연재하며 약사로서 올바른 영양제 섭취와 식단의
중요성을 꾸준히 전해왔다.
약사이자 푸드라이터인 저자는 주변 사람들이 푸드파이터인지
푸드라이터인지 헷갈려 할 정도로 먹는 일에 진심이다. 끊임없이
등장하는 다이어트 신약과 식단, 운동에 대한 최신 연구를 누구보다
즐겁게 읽고 공유하고 있다.
지은 책으로 『누구나 알지만 아무도 모르는 소식의 과학』, 『음식에 그런
정답은 없다』, 『정재훈의 식탐』, 『정재훈의 생각하는 식탁』이 있다.

건강 구독 사회

지은이 정재훈
발행인 홍유진
발행처 에피케
대표전화 02-334-2024
홈페이지 www.epikhe.com
인스타그램 @epikhe_books
이메일 hello@epikhe.com
에피케는 여러분의 소중한 원고를 기다립니다.

Copyright (C) 정재훈, 2026, *Printed in Korea.*

ISBN 979-11-991112-6-4 03510
발행일 2026년 3월 1일 초판 1쇄 2026년 4월 20일 초판 3쇄